Neïla Talbi

Prévalence de la primorésistance VIH à Reims (2001 - 2005)

Neïla Talbi

Prévalence de la primorésistance VIH à Reims (2001 - 2005)

Étude de l'évolution du génotype de résistance chez ces patients

Presses Académiques Francophones

Impressum / Mentions légales
Bibliografische Information der Deutschen Nationalbibliothek: Die Deutsche Nationalbibliothek verzeichnet diese Publikation in der Deutschen Nationalbibliografie; detaillierte bibliografische Daten sind im Internet über http://dnb.d-nb.de abrufbar.
Alle in diesem Buch genannten Marken und Produktnamen unterliegen warenzeichen-, marken- oder patentrechtlichem Schutz bzw. sind Warenzeichen oder eingetragene Warenzeichen der jeweiligen Inhaber. Die Wiedergabe von Marken, Produktnamen, Gebrauchsnamen, Handelsnamen, Warenbezeichnungen u.s.w. in diesem Werk berechtigt auch ohne besondere Kennzeichnung nicht zu der Annahme, dass solche Namen im Sinne der Warenzeichen- und Markenschutzgesetzgebung als frei zu betrachten wären und daher von jedermann benutzt werden dürften.

Information bibliographique publiée par la Deutsche Nationalbibliothek: La Deutsche Nationalbibliothek inscrit cette publication à la Deutsche Nationalbibliografie; des données bibliographiques détaillées sont disponibles sur internet à l'adresse http://dnb.d-nb.de.
Toutes marques et noms de produits mentionnés dans ce livre demeurent sous la protection des marques, des marques déposées et des brevets, et sont des marques ou des marques déposées de leurs détenteurs respectifs. L'utilisation des marques, noms de produits, noms communs, noms commerciaux, descriptions de produits, etc, même sans qu'ils soient mentionnés de façon particulière dans ce livre ne signifie en aucune façon que ces noms peuvent être utilisés sans restriction à l'égard de la législation pour la protection des marques et des marques déposées et pourraient donc être utilisés par quiconque.

Coverbild / Photo de couverture: www.ingimage.com

Verlag / Editeur:
Presses Académiques Francophones
ist ein Imprint der / est une marque déposée de
OmniScriptum GmbH & Co. KG
Heinrich-Böcking-Str. 6-8, 66121 Saarbrücken, Deutschland / Allemagne
Email: info@presses-academiques.com

Herstellung: siehe letzte Seite /
Impression: voir la dernière page
ISBN: 978-3-8416-2992-0

INTRODUCTION

L'infection par les virus VIH est une pathologie chronique qui touche environ 40 millions de personnes dans le monde.

L'utilisation de traitements antirétroviraux efficaces a permis d'allonger l'espérance de vie des patients, mais elle a, en contrepartie, favorisé l'émergence de nouveaux variants résistants à ces thérapeutiques.

Les échecs virologiques peuvent être le résultat d'une mauvaise observance, d'une insuffisance de puissance du traitement, d'associations thérapeutiques inadaptées ou d'interactions médicamenteuses. Dans ces cas, une inhibition insuffisante de la réplication virale en présence d'une dose suboptimale de médicament antirétroviral favorise la sélection de mutants résistants.

La transmission de ces virus résistants à des patients naïfs de traitement antirétroviral limite d'emblée les options thérapeutiques.

Les résistances virales sont actuellement reconnues comme étant de plus en plus impliquées dans les échecs thérapeutiques en première ligne de traitement antirétroviral chez les patients primorésistants.

Dans notre étude nous nous sommes intéressés aux patients naïfs de traitement antirétroviral, pris en charge à Reims entre 2001 et 2005.

Nous avons étudié le génotype de résistance aux antirétroviraux des souches de ces patients par des techniques de séquençage moléculaire.

Nous avons pu définir la prévalence des souches VIH-1 primorésistantes au sein de notre cohorte ainsi que l'évolution immunovirologique des patients au cours de leur suivi.

2

GENERALITES

I. Présentation du virus

I.1. Taxonomie

Le Virus de l'Immunodéficience Humaine (VIH) appartient à la famille des rétrovirus incluant les lentivirus, les oncovirus et les spumavirus.

Ce sont des virus enveloppés, dont l'ARN est transcrit en ADN proviral double brin grâce à une enzyme contenue dans le virion : la transcriptase inverse [4].

Le VIH appartient à la sous-famille des lentivirus. C'est l'agent responsable du Syndrome d'ImmunoDéficience Acquise ou SIDA. Deux types de virus VIH ont été identifiés à ce jour : le VIH-1 cosmopolite et le VIH-2 présent surtout en Afrique de l'ouest.

I.2. Structure

I.2.1. Structure générale (Figure 1)

Le VIH possède une enveloppe et une nucléocapside.

L'enveloppe virale est constituée d'une bicouche lipidique comportant deux types de glycoprotéines responsables de l'attachement du virus aux cellules : une glycoprotéine externe, la gp120, reconnaissant la molécule cellulaire CD4 et une glycoprotéine transmembranaire, la gp41, responsable de la fusion avec la membrane cellulaire.

La nucléocapside est constituée :

- des protéines internes du virus.

- de deux molécules d'ARN viral identiques.

- des enzymes nécessaires à sa réplication : la transcriptase inverse, l'intégrase et la protéase.

4

Les protéines internes et les protéines d'enveloppe sont spécifiques de chacun des virus VIH-1 et VIH2, voire de chaque groupe de virus pour les VIH-1.

I.2.2. Structure du génome viral (Figure 2)

Le génome du VIH est complexe. Il est constitué de 3 régions principales :
- le gène *gag* : il code pour les antigènes de la nucléocapside.
- le gène *pol* : il code pour les enzymes nécessaires à la réplication virale.
- le gène *env* : il code pour les protéines d'enveloppe.

Il comprend également 6 gènes de régulation de l'expression des protéines virales et par là même, de la multiplication du virus. Ce sont les gènes *tat, rev, vif, vpr, vpu* et *nef*.

A chaque extrémité de l'ADN proviral, une séquence LTR ou *long terminal repeat* contenant les promoteurs nécessaires à l'expression des gènes, permet l'intégration du provirus dans le génome de la cellule hôte.

I.3. Variabilité génétique des VIH (Figure 3)

Les VIH-1 sont classés en 3 groupes :
- Le groupe M (*Majoritaire*).

Il regroupe 9 sous-types purs (A, B, C, D, F, G, H, J, K) et des sous-types recombinants.
- Le groupe O (*Outlier*).
- Le groupe N *(Non-M Non-O)* proche du *simian immunodeficiency virus* (SIV) du singe.

Les VIH-2 sont classés en 7 sous-types (A, B, C, D, E, F, G).

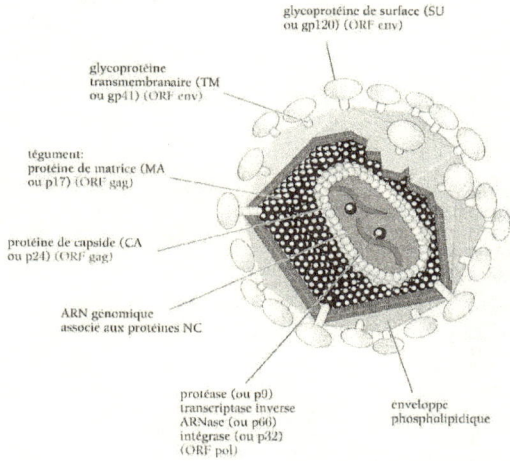

glycoprotéine de surface (SU ou gp120) (ORF env)

glycoprotéine transmembranaire (TM ou gp41) (ORF env)

tégument: protéine de matrice (MA ou p17) (ORF gag)

protéine de capside (CA ou p24) (ORF gag)

ARN génomique associé aux protéines NC

protéase (ou p9) transcriptase inverse ARNase (ou p66) intégrase (ou p32) (ORF pol)

enveloppe phospholipidique

Figure 1 : Structure du VIH [53]

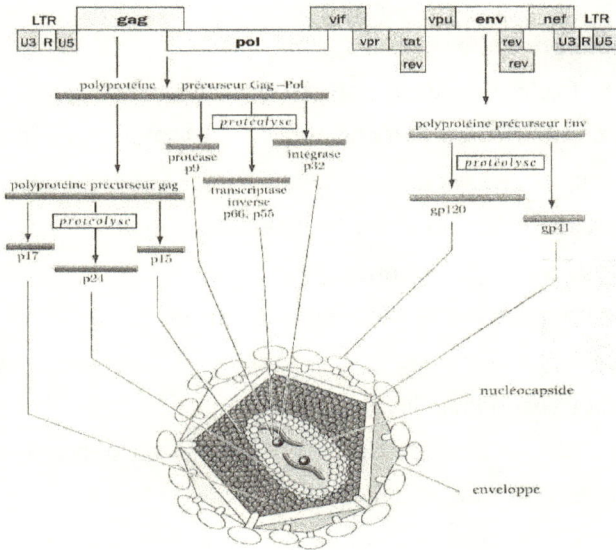

LTR	gag		vif		vpu	env	nef	LTR
U3 R U5		pol	vpr	tat		rev		U3 R U5
				rev		rev		

polyprotéine   précurseur Gag –Pol

protéolyse

protéase p9

intégrase p32

polyprotéine précurseur gag

transcriptase inverse p66, p55

polyprotéine précurseur Env

protéolyse

protéolyse

p17

p15

gp120

gp41

p24

nucléocapside

enveloppe

Figure 2 : Structure génomique des virus VIH-1 [53]

VIH

VIH-1

VIH-2

➤ Groupe M *(Major)*

□ **Sous-types non recombinants (« purs »)** :
A B C D F G H J K

□ **Sous - sous-types : F1 F2**

□ **Formes recombinantes circulantes (CRF)** :

7 sous-types A B C D E F G

Nom	Souche de réf.	Sous-types	Nom	Souche de réf.	Sous-types
CRF01_AE	CM240	A, E	CRF08_BC	GX-6F	B', C
CRF02_AG	IbNG	A, G	CRF09_?	p2911	non publié
CRF03_AB	Kal153	A, B	CRF10_CD	TZBF061	C, D
CRF04_cpx	94CY032	A, G, H, K, U	CRF11_cpx	GR17	A, CRF01, G, J
CRF05_DF	VI1310	D, F	CRF12_BF	ARMA159	B, F
CRF06_cpx	BFP90	A, G, J, K	CRF13_cpx	Non connue	A, E, G, J, U
CRF07_BC	CN54	B', C	CRF14_BG	X397	B, G

➤ Groupe N *(Non-M non-O)* ⎫ Très rares isolats
➤ Groupe O *(Outlier)* ⎭ Grande diversité génétique

Figure 3 : Diversité génétique des VIH [27]

I.4. Réplication virale (Figure 4)

1ère étape : fixation du virus par ses gp120 d'enveloppe aux molécules CD4 des cellules cibles (lymphocytes T CD4, monocytes-macrophages, cellules dendritiques, cellules de Langherans et cellules microgliales).

2ème étape (B) : fusion entre l'enveloppe du virus et la membrane cellulaire grâce à la gp41 d'enveloppe virale.

3ème étape : pénétration du virus dans la cellule.

4ème étape (C) : synthèse d'ADN proviral à partir de l'ARN viral par action de la transcriptase inverse virale.

5ème étape (D) : intégration de l'ADN proviral au génome de la cellule hôte grâce à l'intégrase virale.

6ème étape (E) : transcription du provirus en ARN génomique par l'ARN polymérase II de la cellule hôte.

7ème étape : synthèse des protéines virales par traduction des ARN messagers transloqués dans le cytoplasme.

8ème étape (F) : assemblage et maturation des protéines virales par la protéase virale.

9ème étape : bourgeonnement de nouvelles particules virales infectantes à la surface de la cellule.

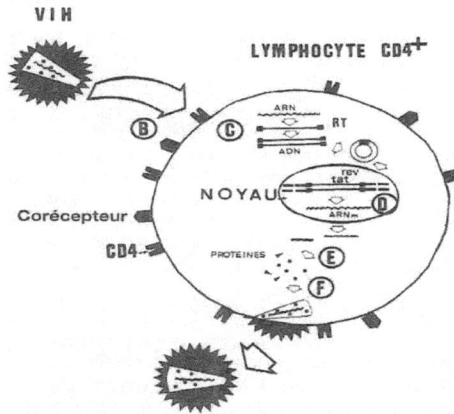

Figure 4 : Cycle de réplication du VIH [3]

II. Epidemiologie

II.1. Situation de l'infection dans le monde

D'après le rapport sur l'épidémie mondiale de SIDA 2006, on estime qu'en 2005, environ 38,6 millions [33,4 millions–46,0 millions] de personnes vivaient avec le VIH dans le monde dont la majorité, environ 24,5 millions [21,6 millions–27,4 millions] vivent en Afrique subsaharienne et 8,3 millions [5,7 millions–12,5 millions] en Asie.

Les estimations établies font état d'environ 4,1 millions [3,4 millions–6,2 millions] de nouveaux cas d'infection et de 2,8 millions [2,4 millions–3,3 millions] de décès imputables au SIDA (Source ONUSIDA/OMS, 2006).

L'incidence se stabilise dans la plupart des pays industrialisés, alors qu'elle continue à augmenter dans les pays en voie de développement.

En Afrique subsaharienne, en moyenne trois femmes sont infectées pour deux hommes. On estime à 2,7 millions [2,3 millions–3,1 millions] le nombre de personnes récemment infectées dans cette région et à 2,0 millions [1,7 millions–2,3 millions] celui des adultes et des enfants décédés après avoir contracté le SIDA. En 2005, on dénombrait près de 12 millions [10,6 millions–13,5 millions] d'enfants rendus orphelins du fait du SIDA en Afrique subsaharienne.

En Europe, le nombre de personnes vivant avec le VIH tend à augmenter en raison des effets des traitements antirétroviraux sur le retard à l'entrée en stade SIDA et de la diminution des cas de décès par SIDA.

Parmi les VIH-1 du groupe M, les virus de sous-type B sont à l'origine de 12% des infections dans le monde alors que les virus de sous-type C sont responsables d'environ 50% des infections dans le monde [23].

Le groupe O, plus rare a été identifié au Cameroun et au Gabon [37]. On estime à plus de 25000 le nombre de patients infectés par le VIH-1 groupe O vivant au Cameroun [59]

II.2. Situation de l'infection en France

En mars 2003, un système de surveillance anonymisé des nouveaux diagnostics d'infection par le VIH a été mis en place, fondé sur une déclaration obligatoire des cas par les biologistes et les cliniciens, pour permettre la mise à jour des données épidémiologiques dans le domaine des infections par le VIH.

En France, sur la base d'une incidence constante entre 1998 et 2005, on estime que 5200 nouvelles contaminations (source ANRS) et 1700 décès ont lieu par an [34], la prévalence des infections par le VIH augmente alors d'environ 3500 cas par an.

En 2005, on estime que 1500 enfants vivent avec le VIH et 10 à 20 nouveaux cas sont diagnostiqués chaque année.

Fin 2005, la prévalence des infections par le VIH est estimée entre 106 000 et 130 000 cas.

En 2004, parmi les 7000 découvertes de séropositivité, près de la moitié des cas proviennent de la région Île-de-France et les contaminations par rapports sexuels représentent le principal mode de contamination, dont 55% par rapports hétérosexuels (la moitié chez des patients originaires d'Afrique subsaharienne) et 24% par rapports homosexuels.

Deux pour cent des nouvelles contaminations en 2004 sont dues à l'usage de drogues intraveineuses et 19% ne sont pas renseignées [59].

Parmi les nouveaux diagnostics d'infection par le VIH notifiés entre 2003 et 2005, le sous-type B représente plus de la moitié des infections par le VIH-1 du groupe M, les sous types non-B 47,8% des nouveaux cas.

Pendant cette même période, 0,2% des nouveaux diagnostics d'infection par le VIH notifiés impliquent le groupe O [60] et 1,9% impliquent le VIH-2 [59].

II.3. Modes de transmission

Trois modes de transmission principaux ont été observés :

II.3.1. Transmission sexuelle

Ce mode de transmission est le plus fréquent à l'échelon mondial.

La transmission sexuelle de l'infection se fait par l'intermédiaire des muqueuses génitale, rectale ou buccale, lorsqu'elles sont en contact avec des sécrétions sexuelles ou du sang contenant le virus.

Des campagnes de prévention recommandant, en particulier, la pratique de rapports sexuels protégés ont été mises en place pour permettre une diminution de la contamination par le VIH.

II.3.2. Transmission par voie sanguine

Elle concerne les toxicomanes par voie intraveineuse, les hémophiles, les transfusés et les victimes d'accidents d'exposition au sang (AES).

Ces voies de contaminations ont diminué depuis le contrôle renforcé des produits sanguins, la substitution des drogues par voie injectable, la distribution de seringues à usage unique chez les toxicomanes et le renforcement de l'information et des moyens de sécurité dans les milieux professionnels exposés.

II.3.3. Transmission verticale

La transmission du virus de la mère à l'enfant peut survenir dans un tiers des cas *in utero* en fin de grossesse ou dans deux tiers des cas au moment de l'accouchement.

Pour le VIH-1, le taux de transmission materno-fœtale du virus en l'absence de traitement est de 20%, réduit à 1% en cas de traitement antirétroviral efficace de la mère pendant la grossesse et de l'enfant pendant les 6 premières semaines de vie [59].

Dans tous les cas, il s'agit d'une grossesse à risque. Le choix du traitement antirétroviral préventif, du mode d'accouchement et du traitement prophylactique du nouveau-né résulte d'une concertation entre le référent VIH, l'équipe obstétricale et les pédiatres.

En l'absence de traitement, le risque de transmission materno-foetale serait de l'ordre 1% pour le VIH-2 [36].

L'allaitement maternel est contre-indiqué. Il entraîne un risque de transmission materno-foetale de 14 à 24% [59].

III. Physiopathologie [27]

Dés le début de l'infection, de nouvelles particules virales sont produites de manière constante et de nouveaux lymphocytes T CD4 sont infectés, en particulier les lymphocytes T CD4 mémoire [49].

Après la primo-infection, la réponse immunitaire anti-VIH s'établit progressivement avec l'apparition d'une réponse immunitaire cellulaire et celle d'anticorps anti-VIH détectables 3 à 6 semaines après la date présumée de contage, conduisant au contrôle progressif de la réplication virale avec une diminution de la virémie.

Au stade SIDA, la réplication virale n'est plus contrôlée et les pertes en lymphocytes T CD4 (par effet cytopathogène direct des virions ou par action des cellules cytotoxiques) ne sont plus compensées par la production thymique, aboutissant à un déficit immunitaire profond.

L'infection de l'organisme par le VIH est définitive en raison de la présence de réservoirs viraux stables et persistants (lymphocytes T CD4 mémoire et cellules présentatrices d'antigènes) dans lesquels la réplication virale est constante.

IV. Diagnostic clinique

L'infection par le VIH peut être définie par 3 phases :

- la phase aigue ou primo-infection : elle dure quelques semaines, la réplication virale est élevée pendant cette phase. Le risque de transmission est majeur à ce stade.
- la phase chronique : elle dure plusieurs années, caractérisée par une latence clinique et une réplication virale plus faible mais continue.

- la phase de SIDA : elle dure quelques mois à quelques années, avec une recrudescence de la réplication virale et une diminution du nombre de CD4/mm³. Elle est caractérisée par l'apparition de pathologies opportunistes.

Différentes définitions des stades de l'infection par le VIH et du SIDA ont été proposées afin d'inclure les patients dans des groupes homogènes de pronostic.

En Europe, la classification clinique de l'infection VIH pour les adultes et les adolescents (CDC, 1993) a été retenue [22].

Catégorie A :
- Infection VIH asymptomatique.
- Lymphadénopathie généralisée persistante.
- Primo-infection symptomatique (syndrome pseudo-grippal, pharyngite, éruption cutanée maculo-papuleuse, adénopathies diffuses, diarrhées, manifestations neurologiques à type de méningo-encéphalites, méningites, atteintes neurologiques périphériques).

Catégorie B :
Manifestations cliniques ne faisant pas partie de la catégorie C et :
- Liées au VIH ou indicatives d'un déficit immunitaire
- Ayant une évolution clinique ou une prise en charge compliquée par l'infection VIH

Exemples : angiomatose bacillaire, candidose oro-pharyngée, candidose vaginale persistante, dysplasie du col ou carcinome *in situ*, fièvre ou diarrhée >à 1 mois, leucoplasie chevelue de la langue, zona récurrent ou > 1 dermatome, Purpura Thrombopénique Idiopathique (PTI), salpingite compliquée d'abcès tubo-ovariens, neuropathie périphérique.

Catégorie C :

SIDA chez l'adulte. Le classement dans cette catégorie est définitif.

Exemples :

Candidose bronchique, trachéale ou pulmonaire, candidose oesophagienne, cancer invasif du col, coccidioïdomycose disséminée ou extrapulmonaire, cryptococcose extrapulmonaire, cryptosporidiose intestinale > 1mois, rétinite à CMV, encéphalopathie VIH, infection herpétique, histoplasmose disséminée ou extrapulmonaire, isosporidiose intestinale > 1 mois, sarcome de Kaposi, lymphome de Burkitt, lymphome immunoblastique, lymphome cérébral primaire, infection à *Mycobacterium avium* ou *kansaii* ou à mycobactérie disséminée ou extrapulmonaire, infection à *Mycobacterium tuberculosis,* pneumonie à *Pneumocystis jiroveci*, pneumopathie bactérienne récurrente, leuco-encéphalopathie multifocale progressive, septicémie à *Salmonella non typhi* récurrente, toxoplasmose cérébrale, syndrome cachectique dû au VIH.

L'enquête mortalité 2005 (ANRS EN19) a permis de décrire les causes de décès des adultes infectés par le VIH en France, en 2005.
La mortalité des patients infectés était due à une pathologie indicative de SIDA dans un tiers des cas environ. Dans les autres cas, il s'agissait le plus souvent de cancers (16%), d'hépatites virales associées (11%), d'atteintes cardiovasculaires (9%) ou de suicides (7%) [34]. La mortalité chez les enfants atteints a été améliorée grâce aux progrès thérapeutiques.

V. Diagnostic biologique

En France, le dépistage de l'infection à VIH par sérologie est volontaire, prescrit par un médecin en accord avec le patient.

V.1. Chez l'adulte

V.1.1. Test de dépistage

Il fait appel à des techniques immuno-enzymatiques de type ELISA (Enzyme Linked Immuno-Sorbent Assay) sensibles et spécifiques.

Les anticorps spécifiques anti VIH sont détectables par ces techniques dès la 3ème semaine après la contamination.

En France, la réalisation de deux tests ELISA à l'aide de deux trousses sérologiques différentes est obligatoire pour le dépistage de l'infection.

L'une des deux trousses doit obligatoirement dépister les anticorps dirigés contre tous les sous-types de VIH-1 du groupe M et du groupe O, ainsi que les anticorps dirigés contre tous les sous-types du VIH-2 [27, 60].

Des tests rapides sont disponibles mais leur moindre sensibilité, en particulier au cours de la primo-infection, limite leur usage aux cas d'urgence.

Si les deux tests réalisés à partir des deux trousses ELISA différentes sont négatifs, le résultat est négatif.

Si l'un des tests est douteux ou positif, un test de confirmation est fait obligatoirement sur un second prélèvement, de préférence par le même laboratoire.

V.1.2. Test de confirmation

La technique de référence est le *Western Blot*.

Les protéines virales sont séparées par électrophorèse avant d'être transférées sur une membrane de nitrocellulose. La présence d'anticorps spécifiques est révélée par une réaction immuno-enzymatique sous la forme d'une bande colorée [12].

Ce test a une très bonne spécificité et il est disponible pour dépister les anticorps anti-VIH-1 et anti-VIH-2.

Il permet d'identifier les anticorps dirigés contre chacune des protéines virales et de poser un diagnostic définitif d'infection ou de l'exclure [27].

Pour le VIH-1, il est positif s'il met en évidence au moins 2 anticorps dirigés contre les protéines d'enveloppe (gp41, gp110/120, gp160) et au moins un anticorps dirigé contre une protéine interne du virus (p18, p25, p34, p40, p52, p55, p68).

En présence d'un anticorps isolé dirigé contre les protéines d'enveloppe, un test de contrôle est nécessaire sur un nouveau prélèvement.

Un test incomplet, ne montrant pas en particulier de protéines codées par le gène pol (p34, p55, p68) est en faveur d'une infection récente [25].

Un test montrant la présence de la totalité des anticorps spécifiques est en faveur d'une infection ancienne.

Les glycoprotéines d'enveloppe mentionnées dans les trousses diagnostiques pour le VIH-2 sont les gp140, gp105 et gp36.

V.1.3. Mesure de l'ARN viral plasmatique

L'ARN viral plasmatique est détectable à partir du 10ème jour après la contamination.

La charge virale plasmatique est une recherche quantitative du génome VIH-1 dans le plasma par des techniques de biologie moléculaire.

Plusieurs trousses de quantification de l'ARN du VIH-1 sont commercialisées. Pour le VIH-2, aucune trousse de mesure de l'ARN viral n'est commercialisée et la quantification n'est réalisée que dans certains laboratoires.

Elle est exprimée en nombre de copies par mL de plasma.

Une variation d'un prélèvement à l'autre est significative si la valeur est au moins multipliée ou divisée par 3 (> 0,5 log).

La mesure de la charge virale plasmatique est indiquée :

- au moment de la prise en charge du patient.

- 2 à 3 mois après l'initiation ou la modification d'un traitement antirétroviral.

- pour le suivi trimestriel des patients avec ou sans traitement antirétroviral.

V.1.4. Détection de l'antigène p24

Elle est réalisée en utilisant des techniques de type ELISA.

La recherche de l'antigène p24 dans le sérum est pratiquée principalement en cas de suspicion de primo-infection [12].

V.1.5. Marqueurs immunologiques : lymphocytes T CD4

La mesure du nombre de lymphocytes T CD4 dans le sang est réalisée par cytométrie en flux.

Exprimé en nombre absolu de lymphocytes T CD4 /mm³ de sang, il reflète l'importance du déficit immunitaire.

Le dosage de ce marqueur est indiqué au moment de la prise en charge des patients et pendant leur suivi évolutif.

Les patients sont classés en trois groupes par la classification CDC 1993 de l'infection VIH [22] :

- Groupe 1 : moins de 200 CD4/mm³.

- Groupe 2 : entre 200 et 499 CD4 /mm³.

- Groupe 3 : plus de 500 CD4 /mm³.

Le risque de manifestations symptomatiques devient significatif quand le nombre de CD4 est inférieur à 200 CD4 /mm³.

Un travail des cohortes ANRS CO3 Aquitaine et ANRS CO8 Aproco/Copilote de 1997 à 2003 a montré que la survie est comparable à celle de la population générale lorsque le nombre de CD4 est supérieur à 500/mm³ chez les patients en succès thérapeutique [59].

V.2. Chez le nouveau-né d'une mère séropositive pour le VIH

Le diagnostic est fait par la recherche qualitative de l'ADN proviral par PCR à partir des cellules mononucléées de l'enfant car les anticorps maternels empêchent tout diagnostic sérologique avant 18 mois.

La mesure de la charge virale plasmatique est également utilisée pour le diagnostic chez le nouveau-né.

La culture du virus à partir des lymphocytes du sang ne permet d'avoir un résultat qu'en 3 semaines par la recherche d'antigène p24 dans le surnageant de culture.

Les prélèvements sont faits à la première semaine, au 1er mois, 3ème mois et 6ème mois.

Le diagnostic est positif si au moins deux prélèvements différents sont positifs.

Le diagnostic est négatif si les 4 prélèvements sont négatifs.

VI. Traitement antirétroviral

VI.1. Objectifs du traitement antirétroviral [59]

Les objectifs du traitement antirétroviral sont de réduire la réplication du virus de façon à obtenir une charge virale plasmatique indétectable, limitant ainsi la transmission du virus et la sélection de souches résistantes, et de diminuer la morbidité et la mortalité de l'infection par le VIH en restaurant un nombre de lymphocytes T CD4 supérieur à 500/mm³.

Les facteurs prédictifs d'une indétectabilité virale durable après l'instauration d'un premier traitement antirétroviral sont :

- sa puissance.

- le niveau de charge virale et de lymphocytes CD4 à l'initiation du traitement.

- la bonne observance, c'est-à-dire l'adhésion du patient à son traitement.

- la vitesse de réduction de la charge virale après l'instauration du traitement.

Le choix des molécules utilisées pour la première ligne de traitement antirétroviral doit veiller à assurer au patient les meilleures chances d'efficacité immunovirologique et clinique. Le patient doit être sensibilisé à la nécessité d'une bonne adhésion à son traitement, les effets indésirables et les contraintes doivent être dépistés rapidement, et un génotypage des souches virales est recommandé avant de débuter le traitement.

VI.2. Le traitement antirétroviral

VI.2.1. Les médicaments antirétroviraux disponibles [59,17]

Les médicaments antirétroviraux sont regroupés en quatre classes.

Les caractéristiques pharmacodynamiques au sein d'une même classe sont identiques.

Les Inhibiteurs Nucléos(t)idiques de la Transcriptase Inverse (INTI), les Inhibiteurs Non Nucléosidiques de la Transcriptase Inverse (INNTI), les Inhibiteurs de Protéase (IP) et les Inhibiteur de Fusion (IF).

Le tableau I présente les dénominations communes internationales (DCI) des molécules antirétrovirales, suivies des noms commerciaux et des abréviations utilisées.

Tableau I : Les molécules antirétrovirales.

	DCI	Nom commercial	Abréviation
INTI	Abacavir	Ziagen®	ABC
	Didanosine	Videx®	ddI
	Emtricitabine	Emtriva®	FTC
	Lamivudine	Epivir®	3TC
	Stavudine	Zerit®	d4T
	Zidovudine	Retrovir®	AZT
	Ténofovir	Viread®	TDF
INNTI	Efavirenz	Sustiva®	EFV
	Névirapine	Viramune®	NVP
	TMC125	ATU*	-
IP	Atazanavir	Reyataz®	ATV
	Fos-Amprenavir	Telzir®	FPV
	Indinavir	Crixivan®	IDV
	Lopinavir/ritonavir	Kaletra®	LPV/r
	Nelfinavir	Viracept®	NFV
	Ritonavir	Norvir®	RTV
	Saquinavir	Invirase®	SQV
	Tipranavir	Aptivus®	TPV
	TMC114	ATU*	-
IF	Enfuvirtide	Fuzeon®	T20

* ATU : Autorisation Temporaire d'Utilisation

Rôle du Ritonavir :

Le ritonavir n'est jamais utilisé seul. Il est toujours associé à une autre molécule de la classe des IP, sauf le nelfinavir. Il augmente l'aire sous la courbe de l'IP associé, en augmentant la demi-vie d'élimination (fosamprénavir, indinavir), ou la concentration maximale (lopinavir, saquinavir). L'efficacité est ainsi potentialisée pour une dose ou une fréquence de prise inférieure.

Associations d'antirétroviraux

Des associations d'antirétroviraux ont été mises sur le marché afin de diminuer le nombre de comprimés quotidiens et d'améliorer ainsi l'observance [26].

Ce sont le Kivexa® (ABC-3TC), Truvada® (TDF-FTC), Combivir® (AZT-3TC) et Trizivir® (AZT-3TC-ABC).

VI.2.2. Mécanismes d'action des antirétroviraux [10] (Figure 5)

VI.2.2.1. Inhibiteurs nucléos(t)idiques de la transcriptase inverse

Les analogues nucléos(t)idiques sont phosphorylés dans la cellule puis incorporés dans l'ADN proviral en compétition avec les nucléosides naturels et bloquent alors l'élongation de la chaîne d'ADN par la transcriptase inverse.

VI.2.2.2. Inhibiteurs non-nucléosidiques de la transcriptase inverse

Les INNTI inhibent l'activité de la transcriptase inverse en se fixant directement sur l'enzyme au niveau d'une poche hydrophobe étroite et proche de son site actif.

VI.2.2.3. Inhibiteurs de protéase

Les IP inhibent la protéase virale en se fixant sur le site catalytique de l'enzyme.

Les particules virales qui en résultent sont immatures et non infectieuses.

VI.2.2.4. Inhibiteurs de fusion

Ce sont des protéines qui inhibent la fusion entre l'enveloppe virale et la membrane cellulaire en se fixant sur la gp41.

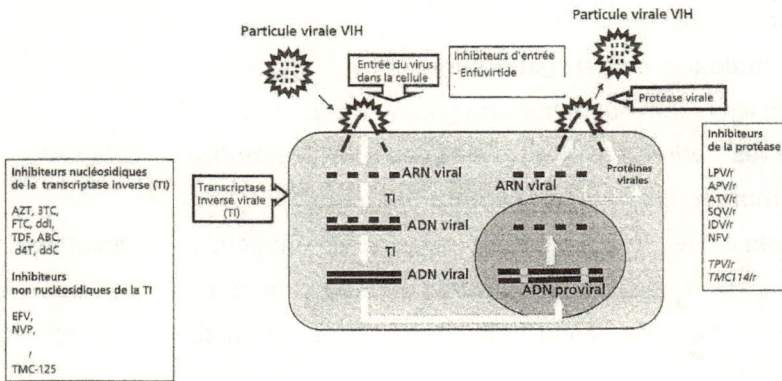

Figure 5 : Cibles des médicaments antirétroviraux [46]

VI.2.3. Pharmacologie des antirétroviraux

La connaissance des caractéristiques pharmacologiques des antirétroviraux (absorption, distribution et élimination) permet d'optimiser le traitement.

L'adaptation posologique des médicaments antirétroviraux en s'aidant de dosages pharmacologiques plasmatiques peut aider à optimiser le rapport efficacité/tolérance des produits utilisés [41]. Une bonne gestion des effets indésirables qui peuvent parfois engager le pronostic vital ou gêner le patient dans sa vie quotidienne, peut éviter une mauvaise observance au traitement antirétroviral qui induit l'apparition de mutations de résistance [26].

VI.3. Prise en charge thérapeutique

Quelquesoit le traitement administré, il faut noter qu'il est indispensable que la première ligne de traitement antirétroviral soit choisie de façon à offrir au patient les meilleures chances d'efficacité thérapeutique car c'est de l'efficacité de cette première ligne que va dépendre son évolution à long terme.

VI.3.1. Indications thérapeutiques

D'après les recommandations du groupe d'experts 2006 [59] :

- Chez les patients asymptomatiques dont le nombre de CD4 est
< 200/mm³ et les patients symptomatiques :
Le traitement le plus efficace possible doit être introduit immédiatement.

Le pronostic à ce stade de la maladie, dépend du taux de CD4 et de la charge virale plasmatique obtenus après 6 mois de traitement antirétroviral.

- Chez les patients asymptomatiques dont le nombre de CD4 est
> 350/mm³ :
Le traitement ne doit être initié immédiatement que chez les patients dont la charge virale plasmatique est > 10^5 copies/mL.

- Chez les patients asymptomatiques dont le nombre de CD4 est
compris entre 200 et 350 CD4/mm³ :
Il est nécessaire d'évaluer le rapport bénéfice/risque présenté par un traitement antirétroviral. Cependant, les recommandations actuelles sont en faveur de l'instauration d'un traitement antirétroviral autour de 350

lymphocytes CD4/mm³ car la baisse continue du nombre de CD4 est associée à un plus grand risque de progression clinique.

D'autre part les médicaments antirétroviraux sont plus simples et mieux tolérés, ce qui favorise l'observance du traitement par les patients et réduit les risques de sélection de virus résistants.

En 2005, à l'initiation du traitement antirétroviral, 51% des patients avaient moins de 200 CD4/mm³ ou étaient au stade SIDA, 37% entre 200 et 350 CD4/mm³ et 12% plus de 350 CD4/mm³ .

VI.3.2. Schémas thérapeutiques

Dans le choix d'un premier traitement, il faut prendre en compte l'efficacité immunovirologique, les effets indésirables des molécules et la simplicité de prise.

Le choix d'un premier traitement bien adapté au patient et au virus permet d'améliorer son efficacité et d'assurer au patient une évolution immunovirologique et clinique satisfaisante.

D'après les recommandations du groupe d'experts 2006 [59], pour un premier traitement antirétroviral, il convient de recourir à une association de trois antirétroviraux (trithérapie).

Deux schémas d'efficacité équivalente sont à préférer :

- 2 INTI + 1 IP

- 2 INTI + 1 INNTI

Un schéma utilisant 3 INTI est à réserver aux cas où les IP et les INNTI sont contre-indiqués avec une CVP inférieure à 100 000 copies/mL.

Actuellement, la multithérapie prescrite comporte dans 62% des cas deux INTI et un IP, dans 26% des cas deux INTI et un INNTI et dans 8% des cas trois INTI suivant les recommandations de 2004.

Le pronostic des patients au stade SIDA s'est considérablement amélioré depuis l'utilisation des multithérapies antirétrovirales après 1996 passant de 24% à 76% de survie à 5 ans selon l'InVS [59].

VI.3.3. Stratégies à adopter en cas d'échec thérapeutique

Les échecs thérapeutiques sont dus à une insuffisance de puissance du traitement, à des interactions antirétrovirales [26], à une mauvaise observance [59, 13] ou aux résistances virales au traitement.

Une réponse incomplète à une première ligne d'antirétroviraux doit être dépistée le plus précocement possible afin d'éviter l'apparition

et l'accumulation de résistances [11, 14].

Trois types d'échecs thérapeutiques peuvent être distingués :

- l'échec clinique défini par l'apparition de manifestations cliniques témoins d'un effondrement du nombre de CD4 et d'une augmentation de la charge virale plasmatique.

- l'échec immunologique défini par l'absence d'augmentation du nombre de CD4 après 6 mois de traitement efficace.

- l'échec virologique, le plus fréquent, défini par une charge virale plasmatique qui n'est plus indétectable.

Devant un échec thérapeutique, il faut faire le point sur l'histoire thérapeutique du patient (répertorier les traitements administrés, identifier les résistances éventuelles, les effets indésirables et évaluer l'observance), prescrire un dosage plasmatique des antirétroviraux

et effectuer un test génotypique de résistance avant d'adapter le traitement [26].

Les alternatives sont les suivantes :

- le changement thérapeutique : Il repose sur la réalisation d'un génotype de résistance [11] et fait appel à l'utilisation de nouvelles molécules antirétrovirales ou au recyclage de molécules déjà utilisées auparavant [26].

- l'interruption thérapeutique programmée [41] ou *wash out* : son effet sur l'évolution immunovirologique et clinique du patient semble délétère [52]. Elle est en cours d'évaluation.

VI.3.4. Surveillance immunovirologique et génotypique d'un traitement antirétroviral chez l'adulte

VI.3.4.1. Evaluation initiale

Une mesure initiale du nombre de lymphocytes T CD4 et de la charge virale plasmatique est réalisée dès que le diagnostic d'infection par le VIH est posé, avant de débuter un traitement antirétroviral.

Le génotypage des souches majoritaires est désormais recommandé dès le début de la prise en charge [59].

En l'absence de décision de traitement, le suivi sera effectué tous les mois pendant les 3 premiers mois si le nombre de CD4 est inférieur à 500 CD4/mm³ ou 3 mois après le diagnostic si le nombre de CD4 est supérieur à 500 CD4/mm³.

Puis dans les deux cas, le suivi est effectué tous le 3 mois la première année.

Au-delà d'une année et en l'absence de traitement, le suivi est réalisé tous les 6 mois si le nombre de CD4 est supérieur à 500/mm³ ou tous les 3 à 4 mois dans le cas contraire.

VI.3.4.2. Surveillance d'un patient traité

Les paramètres immunovirologiques permettent au praticien d'évaluer l'efficacité du traitement.

Le dosage des lymphocytes T CD4 et la mesure de la charge virale plasmatique sont réalisés à 1 mois et 3 mois de traitement antirétroviral puis tous les 3 mois la première année.

Au-delà d'une année, si la charge virale plasmatique est indétectable, les lymphocytes CD4 sont dosés tous les 3 à 4 mois s'ils sont inférieurs à 500 CD4/mm³ ou tous les 4 à 6 mois s'ils sont supérieurs à 500 CD4/mm³.

Si l'objectif du traitement n'est pas atteint à 6 mois avec une charge virale plasmatique indétectable (<50 copies/mL) ou si une réascension de la charge virale plasmatique est observée après une période d'indétectabilité mettant le patient en situation d'échec thérapeutique, un génotypage des souches virales à la recherche de mutations de résistance est indiqué.

Dans le cas d'un traitement initié lors d'une primo-infection par des virus résistants, la réponse au traitement devrait être contrôlée afin de permettre une modification rapide du traitement antirétroviral si des mutations des résistances sont détectées [14].

VII. Résistances aux antirétroviraux

La résistance aux antirétroviraux est une préoccupation majeure dans la prise en charge du traitement de l'infection par le VIH.

Cette résistance, liée à la sélection de mutations ponctuelles sur les gènes d'enzymes virales (transcriptase inverse, protéase) ou de protéines virales (protéines d'enveloppe), a été reconnue comme l'une des causes majeures d'échec thérapeutique.

Le risque d'acquérir des souches VIH résistantes au moment de l'infection est devenu un problème de santé publique depuis la généralisation de l'utilisation des médicaments antirétroviraux dans les pays développés [54].

VII.1. Emergence de la résistance aux antirétroviraux

La variabilité des virus VIH est liée aux erreurs de la transcriptase inverse virale qui n'a pas la capacité de les corriger. A chaque cycle de réplication, des mutations ponctuelles apparaissent au hasard dans le génome viral avec une fréquence estimée de 1 nucléotide par génome et par cycle viral. Cette variabilité est également liée à la dynamique de réplication virale. Il a été déterminé qu'environ 10 milliards de nouveaux virus sont produits chaque jour chez un patient infecté [23].

De ce fait, chaque jour apparaissent de nombreux nouveaux virus présentant des mutations à chaque position du génome et en particulier au niveau du gène de la transcriptase inverse, de la protéase et de la gp41.

La résistance aux antirétroviraux est liée à la sélection par le traitement antirétroviral de ces virus, en particulier si une réplication virale résiduelle persiste et qu'elle est mal contrôlée sous traitement. Il a été montré une relation directe entre la réplication virale persistante en présence d'un antirétroviral et l'émergence d'une résistance à celui-ci [40]. La meilleure prévention de la résistance consiste donc à diminuer de façon importante et durable la charge virale.

VII.2. Mécanismes de résistance aux antirétroviraux [59]

VII.2.1. INTI

Les mutations agissent par deux mécanismes principaux :

- par excision de l'INTI incorporé : les mutations favorisent l'accès de l'ATP au site de polymérisation et celui-ci réagit avec l'INTI en le détachant de la chaîne d'ADN viral en formation.

- par diminution d'incorporation des INTI au profit de nucléotides naturels.

VII.2.2. INNTI

Une seule mutation au niveau de la poche hydrophobe où doit se fixer l'INNTI pour inhiber la transcriptase inverse, suffit à entraîner une résistance de haut niveau à tous les INNTI.

VII.2.3. IP

La résistance aux IP est un phénomène graduel caractérisé par une accumulation progressive de mutations au niveau du site actif de la protéase ou à distance.

Les premières mutations sélectionnées lors d'un échappement sont souvent situées au niveau du site actif de l'enzyme. Ensuite, d'autres mutations secondaires viennent s'accumuler pour renforcer la résistance.

VII.2.4. IF

La résistance au T20 apparaît en quelques semaines de traitement. Elle est associée à des mutations modifiant les acides aminés 36 à 45 du domaine HR-1 de la gp41 empêchant ainsi la fixation de T20 sur la gp41.

VII.3. Techniques de détection de la résistance aux antirétroviraux

Deux méthodes sont actuellement utilisées pour évaluer la résistance du VIH aux antirétroviraux : les tests phénotypiques et les tests génotypiques.

VII.3.1. Tests phénotypiques

Ils reposent sur la détermination de la concentration d'antirétroviraux inhibant la réplication virale de 50% ou de 90% (Concentration Inhibitrice CI50 ou CI90).

La résistance phénotypique est mesurée en comparant la concentration inhibitrice des souches du patient à celles de souches sauvages. Ces tests ne sont pas actuellement préconisés dans la prise en charge des patients VIH positifs et leur évaluation est en cours.

VII.3.2. Tests génotypiques

Ils reposent sur l'analyse des séquences du gène de la protéase, de la transcriptase inverse ou de la gp41. La résistance génotypique à un antirétroviral dépend de la présence de mutations majeures ou mineures.

Une mutation majeure est une mutation dont la seule présence induit un niveau de résistance élevé à un antirétroviral. Par contre, l'accumulation de plusieurs mutations mineures est nécessaire pour observer un niveau de résistance élevé.

Ces tests sont actuellement les plus utilisés et un contrôle de qualité est organisé tous les ans, en France, depuis l'année 2000 par l'Agence Nationale de Recherche sur le SIDA.

Après amplification génique, le séquençage des gènes avec migration électrophorétique sur séquenceur automatique est la technique de référence.

Au-dessous de 1000 copies/mL, l'amplification du génome viral est aléatoire.

A noter que les tests de résistance ne sont réalisés que sur les souches virales plasmatiques. Une étude réalisée par Ghosn [25] sur les sanctuaires de virus a montré que les profils de résistance trouvés dans l'ARN des virus plasmatiques acquis lors de la contamination et ceux trouvés dans l'ADN proviral contenu dans le génome des cellules mononucléées du sang périphérique (PBMC) étaient identiques. Cependant, une autre étude réalisée par le même auteur [24] a montré par une analyse phylogénique que les souches virales du liquide génital ne provenaient pas seulement d'une diffusion passive à partir du plasma sanguin mais d'une production virale locale. La diversité des profils génotypiques de résistance a confirmé la compartimentation des virus VIH. Il en résulte que les tests génotypiques effectués sur le plasma ont une valeur prédictive partielle sur la souche virale qui sera transmise au cours d'un contact avec les liquides génitaux.
De plus, les tests génotypiques permettent uniquement de détecter les mutations de résistance présentes sur au moins 20% de la totalité des souches (majoritaires) et non de détecter les populations minoritaires porteuses de mutations de résistance.

VII.4. Interprétation des tests génotypiques

La liste des mutations de résistance impactant la résistance aux différentes classes d'antirétroviraux est régulièrement mise à jour [31].

Les règles d'interprétation des tests génotypiques (ou algorithmes) sont également mis à jour régulièrement en fonction des informations données par les études *in vitro* et *in vivo*.

L'algorithme du groupe résistance de l'ANRS http://www.hivfrenchresistance.org (Tableau Ia, Ib, Ic et Id) est basé sur des études de corrélation entre le profil de mutations avant mise en place du traitement et la réponse virologique (diminution de la charge virale) sous traitement.

Les souches virales des patients sont classées vis-à-vis de chaque antirétroviral comme « résistance », « résistance possible » ou « sans évidence de résistance ».
A noter que d'autres algorithmes que celui de l'ANRS sont disponibles.

Tableau II : Liste des résistances et résistances possibles selon l'algorithme de l'ANRS. Version 14. Juillet 2006.

Exemple :   Acide aminé non muté ➝ T 215 Y ◄——— Acide aminé muté

↑

Numéro du codon

a) INTI

	Mutations associées à la résistance	Mutations associées à une « résistance possible»
AZT	• T215Y/F • Au moins 3 mutations parmi : M41L, D67N, K70R, L210W, T215A/C/D/E/G/H/I/L/N/S/V, K219Q/E • Q151M • Insertion au codon 69	• T215A/C/D/E/G/H/I/L/N/S/V
3TC/FTC	• M184V/I • Insertion au codon 69	• K65R • Q151M
ddI	• Au moins un score de + 2 parmi: M41L + T69D + L74V + T215Y/F + K219Q/E – K70R – M184 V/I • L74V sans autre mutation parmi M41L, T69D, K70R, M184 V/I, T215Y/F, K219Q/E • Q151M • Insertion au codon 69	• K65R
d4T	• V75M/S/A/T • T215Y/F • Au moins 3 mutations parmi : M41L, D67N, K70R, L210W, T215A/C/D/E/G/H/I/L/N/S/V, K219Q/E • Q151M • Insertion au codon 69	• T215A/C/D/E/G/H/I/L/N/S/V
ABC	• Au moins 5 mutations parmi : M41L, D67N, L74V, M184V/I, L210W, T215Y/F • K65R etL74V et Y115F et M184V/I • Q151M • Insertion au codon 69	• 4 mutations parmi : M41L, D67N, L74V, M184V/I, L210W, T215Y/F • K65R

33

| TDF | • Au moins 6 mutations parmi : M41L, E44D, D67N, T69D/N/S, L74V, L210W, T215Y/F
• K65R
• Insertion au codon 69 | • 3, 4 ou 5 mutations parmi :: M41L, E44D, D67N, T69D/N/S, L74V, L210W, T215Y/F
• K70E |

b) INNTI

	Mutations associées à la résistance	Mutations associées à une « résistance possible»
EFV	• L100I • K101E • K103H/N/S/T • V106M • Y181C/I • Y188C/L • G190A/C/E/Q/S/T/V • P225H • M230L	
NVP	• L100I • K101E • K103H/N/S/T [1] • V106A/M [2] • Y181C/I • Y188C/H/L • G190A/C/E/Q/S/T/V • M230L	
ETV (TMC125)		• Y181C

c) IP

	Mutations associées à la résistance	Mutations associées à une « résistance possible »
IDV	• M46I/L • V82A/F/M/S/T • I84A/V • L90M et au moins 2 mutations parmi : K20M/R, L24I, V32I, M36I, I54V/L/M/T, A71V/T, G73S/A, V77I	• L90M
SQVr	• G48V • Au moins 4 mutations parmi : L10F/I/M/R/V, I15A/V, K20I/M/R/T, L24I, I62V, G73S/T, V82A/F/S/T, I84V, L90M	• 3 mutations parmi: L10F/I/M/R/V, I15A/V, K20I/M/R/T, L24I, I62V, G73S/T, V82A/F/S/T, I84V, L90M [9]
NFV	• D30N • I84A/V • N88S/D • L90M	• V82A/F/S/T et au moins 2 mutations parmi : L10I, M36I, M46I/L, I54V/L/M/T, A71V/T, V77I
fosAPVr	• I50V • V32I et I47A/V • Au moins 4 mutations parmi: L10F/I/V, L33F, M36I, I54A/L/M/S/T/V, I62V, V82A/C/F/G, I84V, L90M	
LPV/r	• Au moins 8 mutations parmi : L10F/I/R/V, K20M/R, L24I, L33F, M46I/L, I50V, F53L, I54M/L/T/V, L63P, A71I/L/V/T, V82A/F/S/T, I84V, L90M • I47A	• 6 ou 7 mutations parmi : L10F/I/R/V, K20M/R, L24I, L33F, M46I/L, I50V, F53L, I54M/L/T/V, L63P, A71I/L/V/T, V82A/F/S/T, I84V, L90M

ATVr	• I50L • Au moins 3 mutations parmi : L10F/I/V, G16E, L33F/I/V, M46I/L, D60E, I84V, I85V, L90M	
TPVr	• Au moins 8 mutations parmi : L10V, I13V, K20M/R/V, L33F, E35G, M36I, K43T, M46L, I47V, I54A/M/V, Q58E, H69K, T74P, V82L/T, N83D, I84V	• 4, 5, 6 ou 7 mutations parmi: L10V, I13V, K20M/R/V, L33F, E35G, M36I, K43T, M46L, I47V, I54A/M/V, Q58E, H69K, T74P, V82L/T, N83D, I84V
TMC114r	• Au moins 4 mutations parmi : V11I, V32I, L33F, I47V, I50V, I54L/M, G73S, L76V, I84V, L89V	• 3 mutations parmi : V11I, V32I, L33F, I47V, I50V, I54L/M, G73S, L76V, I84V, L89V

d) IF

	Mutations associées à la résistance
T20	• G36A/D/E/S/V • V38A/E/K/M • Q40H/K/P/T • N42D • N43D/H/K/S • N42T + N43S • L44M • L45Q/M

Particularités des VIH-1 de type non-B

Les mécanismes de résistance et les mutations impliquées dans la résistance aux antirétroviraux sont essentiellement connus pour les isolats VIH-1 sous-type B.

Il existe un polymorphisme important dans le gène de la protéase des VIH-1 de sous-type non-B (moins dans celui de la transcriptase inverse) et la question de l'impact de ce polymorphisme sur la susceptibilité aux antirétroviraux se pose.

Il est donc nécessaire de surveiller attentivement les profils de résistance qui vont être sélectionnés chez les patients en échec de traitement afin de déterminer si, du fait du polymorphisme basal associé aux mutations sélectionnées lors de l'échec, l'évolution vers la résistance se fera plus rapidement.

L'évaluation des performances des tests de résistance et des algorithmes d'interprétation du génotype doit également tenir compte de la diversité génétique du VIH-1, en particulier dans le cadre d'un accès élargi aux antirétroviraux pour les pays en développement.

VII.5. Recommandations d'utilisation des tests de résistance

Il est désormais recommandé par le groupe d'experts 2006 [59] de réaliser un test génotypique :

- En cas de primo-infection ou d'infection récente (< 6 mois).
- Avant l'initiation d'un traitement :

   # Au mieux à la découverte de la séropositivité.

   # À défaut, sur le prélèvement le plus ancien disponible.

   # À défaut, avant de débuter le traitement [43].

Il est recommandé de choisir le premier traitement en tenant compte des données du génotype réalisé dans ces circonstances.

- En cas d'échec thérapeutique.

À noter qu'une augmentation de la charge virale plasmatique inférieure à 100 copies/mL observée sur un seul prélèvement ou « blip », ne justifie pas la prescription d'un test de résistance et qu'en cas d'échec thérapeutique, le test de résistance doit être réalisé avant l'interruption du traitement.

- Au cas par cas pour la prophylaxie post-exposition au VIH.

- Avant l'initiation du traitement prophylactique et en cas d'échec virologique chez la femme enceinte.

- Chez l'enfant, dans les mêmes conditions que l'adulte.

La plupart des pays recommandent un test de résistance avant l'initiation du traitement chez les patients récemment infectés (Allemagne, [21]) (infection datant de moins de 6 mois en France) car le risque de mise en évidence de mutations de résistance est important. Même si la fréquence de la mise en évidence de virus résistants est plus faible chez les patients chroniquement infectés naïfs de traitement antirétroviral, des études coût - efficacité ont montré un bénéfice du test de résistance à partir d'une prévalence de mutations de résistance de 4% [39].

VII.6. Epidémiologie de la résistance aux antirétroviraux

VII.6.1. Patients au cours de la primo-infection
La fréquence de la transmission des virus VIH résistants à au moins un antirétroviral est stable en France et en Europe depuis 1996, date de l'introduction de multithérapies antirétrovirales.

En France, évaluée à 9% en 1996-1998, à 10% en 1998-2000, à 12% en 2001-2002 d'après l'étude PRIMO avec une prédominance sur les INTI [20], cette primorésistance est passée à 12,3% en 2003-2004 [39].
D'après la même étude, la charge virale plasmatique était plus haute
et le taux de CD4 plus bas chez les patients ayant des virus porteurs d'au moins une mutation de résistance que chez les patients ayant des virus sauvages [20].

Une étude européenne regroupant 19 pays, menée de 1996 à 2002 a montré que la prévalence des primorésistances chez les patients primoinfectés était de 13,5% [57].

VII.6.2. Patients chroniquement infectés non traités

En France, d'après l'étude ODYSSEE de 2001, chez les patients chroniquement infectés naïfs de traitement antirétroviral et à distance de la primo-infection, la prévalence de la primorésistance à au moins une drogue antirétrovirale était de 1,7% [20]. Cette prévalence était de 3,7% en 1998 [19].

L'étude européenne de Wensing de 1996 à 2002 a montré une prévalence des primorésistances de 8,7% [57].

La même étude, a montré que la prévalence de virus résistants de sous-type non-B chez les patients primorésistants récents et chroniques est passée de 2% en 1996-1998 à 8,2% en 2000-2001[57].

VII.6.3. Patients traités

En France, l'étude MULTIVIR a montré que la prévalence de la résistance à au moins un médicament antirétroviral chez les patients traités ayant une charge virale plasmatique supérieure à 1000 copies/mL était de 88,8% en 2004.

Une résistance à tous les antirétroviraux d'une même classe thérapeutique était retrouvée chez 18% des patients pour les INTI, chez 49% des patients pour les INNTI et chez 7% des patients pour les IP [16].

VII.7. Impact des résistances

Le *fitness* d'un virus correspond à sa capacité à se répliquer à une vitesse qui lui est propre. L'acquisition de certaines mutations de résistance peut diminuer cette capacité réplicative [11].

Chez les patients non traités et chroniquement infectés par des souches primorésistantes, du fait du renouvellement rapide des virus, des souches sauvages dont les capacités réplicatives sont plus élevées, peuvent devenir majoritaires par rapport aux souches résistantes acquises lors de la contamination [48].

On parle alors de réversion de mutations.

Ceci explique pourquoi les infections récentes par des souches VIH résistantes aux antirétroviraux sont le reflet le plus fidèle du taux de transmission des mutations de résistance [13] et pourquoi la prévalence de la primorésistance chez les sujets infectés chroniques non traités est plus faible que celle des primorésistants récents [59, 41].

Les résistances sont responsables d'échecs thérapeutiques et d'une limitation des possibilités de traitement [11].

Toutefois, certaines mutations de résistance peuvent persister longtemps après la contamination (> 39 mois) chez les patients non traités et en faire des sources potentielles de nouvelles contaminations [13].

OBJECTIFS DE L' ETUDE

Les objectifs de notre étude rétrospective ont été les suivants :

- Déterminer la prévalence des résistances aux antirétroviraux chez les patients naïfs de traitement pris en charge à Reims entre 2001 et 2005.

- Etudier l'évolution immunovirologique des patients primorésistants.

- Etudier l'impact de ces résistances sur la réponse à une première ligne de traitement antirétroviral.

- Etudier l'évolution des mutations de résistance au cours du suivi.

MATERIEL

I. Patients

Nous avons réalisé une étude rétrospective sur la primorésistance des souches de VIH-1 aux antirétroviraux chez les patients pris en charge à Reims entre le 01 janvier 2001 et le 31 décembre 2005.

Nous avons rencontré les difficultés inhérentes à la réalisation d'une étude rétrospective. A ce jour, l'information sur la notion d'absence de traitement antirétroviral avant le premier prélèvement n'a été disponible que pour 139 patients pris en charge à Reims de 2001 à 2005, soit 97 patients entre 2001 et 2004 et 42 nouveaux patients pendant l'année 2005.

Le taux d'exhaustivité n'a pas pu être calculé pour la période de 2001 à 2004.

Il était de 83,3% pour l'année 2005.

Parmi ces 139 patients, nous avons sélectionné 132 patients pour lesquels nous disposions d'un génotype initial de résistance aux antirétroviraux effectué sur le premier prélèvement reçu au moment de la prise en charge.

Chez 97 patients, les souches virales ne présentaient aucune mutation de résistance aux antirétroviraux selon la liste des mutations de l'International Aids Society (IAS)

[31] par rapport à la souche de référence HXB2 **ou** présentaient au moins une mutation de résistance aux antirétroviraux selon la liste des mutations de l'IAS **mais** n'entraînant aucune résistance aux molécules antirétrovirales testées (INTI, IP, INNTI) selon l'algorithme de l'ANRS de

juillet 2006. (www.hivfrenchresistance.org). Ces patients ont été classés comme porteurs de souches virales primosensibles.

Chez 35 patients, les souches virales présentaient au moins une mutation de résistance aux antirétroviraux selon la liste des mutations de l'IAS [31] par rapport à la souche de référence HXB2 **et** présentaient au moins une résistance ou une résistance possible à au moins une molécule antirétrovirale appartenant aux classes testées (INTI, IP, INNTI) selon l'algorithme de l'ANRS de juillet 2006.

Ces patients ont été classés comme porteurs de souches virales primorésistantes.

Patients primorésistants

Pour les patients porteurs de virus primorésistants, nous avons effectué une revue complète des dossiers cliniques et recueilli :
- des informations administratives (âge, sexe, groupe ethnique)
- des données épidémiologiques (mode et type de contamination, date de la contamination)
- des données cliniques (date et symptômes de primo-infection, circonstances de découverte de la séropositivité, état clinique aux dates de prélèvement)
- des données biologiques (date de la première sérologie positive, taux de CD4 et valeur de la charge virale plasmatique VIH)
- des données thérapeutiques (notion de traitement antirétroviral, date de début du traitement, schéma thérapeutique, date et motif de la modification éventuelle du traitement ou de l'arrêt du traitement, état clinique aux dates de modification du traitement).

Répartition des patients en fonction de l'age et du sexe

Parmi ces 35 patients, le pourcentage femmes/hommes était de 9,3% (3 femmes pour 32 hommes).

Leur âge moyen au moment de la prise en charge était de 34,4 ans (0-57 ans).

Répartition des patients en fonction du groupe de transmission

La contamination des 35 patients par des virus VIH-1 résistants a été de nature homosexuelle/bisexuelle pour 21 patients (60%) tous de sexe masculin, hétérosexuelle pour 13 patients (37,1%) et materno-fœtale pour un nouveau-né (2,9%). Aucun cas de contamination par toxicomanie intraveineuse ou transfusion n'a été observé dans notre cohorte de patients.

Répartition des patients en fonction du délai de diagnostic

Pour 10 patients (28,6%), la date de contamination était inconnue ou imprécise.

Pour les 25 autres patients, la date présumée de contamination a pu être précisée : le délai moyen entre la contamination présumée et le premier prélèvement génotypé mettant en évidence la primorésistance était en moyenne de 8,4 mois avec un délai maximal de 60 mois et un délai minimal difficile à établir pour la transmission materno-fœtale indiqué zéro mois.

Vingt patients sur 35 ont été diagnostiqués moins de 1 an après leur contamination et 5 patients ont été diagnostiqués plus de 1 an après leur contamination.

Répartition des patients en fonction de la symptomatologie

Dix huit patients étaient symptomatiques au moment de la prise en charge : 14 d'entre eux ont été diagnostiqués à la suite d'une primoinfection symptomatique et les 4 patients restants ont été diagnostiqués à l'occasion de la déclaration d'un SIDA par une pathologie opportuniste (deux pneumocystoses pulmonaires, un sarcome de Kaposi et une tuberculose multi-viscérale).

Les 17 autres patients étaient asymptomatiques au moment de la prise en charge.

L'un d'entre eux a été diagnostiqué dans le cadre d'un bilan préopératoire, 1 patient dans le cadre d'un diagnostic néonatal et 15 patients dans le cadre d'un dépistage, dont 3 dépistages au Centre de Dépistage Anonyme et Gratuit (CDAG) de Reims.

Une patiente asymptomatique au diagnostic a développé au bout de 39 mois sans traitement antirétroviral une pneumocystose pulmonaire (SIDA).

Répartition des patients en fonction du suivi génotypique

La durée du suivi de l'évolution des mutations de résistance a été déterminée entre le premier et le dernier prélèvement génotypé.

Pour 19 patients, le génotypage de résistance aux antirétroviraux a été effectué plus d'une fois dans leur suivi et la durée moyenne était de 14,6 mois (2-53 mois).

Pour les 16 patients restants, un suivi de l'évolution des mutations de résistance n'a pas été réalisé car seul le prélèvement de départ a pu être analysé pour des raisons exposées dans le sous-chapitre « prélèvements ».

Répartition des patients en fonction du traitement

-- Patients traités

Vingt-six patients sur 35 (74,3%) ont été traités depuis le diagnostic de leur infection par le VIH. En moyenne, le délai entre le premier prélèvement qui a permis le diagnostic de primorésistance et le traitement était de 15,54 mois. (0-59 mois).

- Groupe 1 : Patients traités immédiatement

Neuf patients (patients 5, 13, 16, 21, 24, 28, 32, 34 et 35) ont reçu un traitement immédiatement, aussitôt le diagnostic posé ou dans un délai inférieur à 1 mois.

Sept des patients traités immédiatement l'ont été en raison de paramètres immunovirologiques défavorables et 2 patients pour une entrée directe en stade SIDA.

- Groupe 2 : Patients traités entre 1 et 6 mois après le diagnostic

Cinq patients (patients 15, 17, 23, 25 et 30) ont été traités entre 1 et 6 mois après le diagnostic.

Ces patients n'ont pas été traités immédiatement en raison de paramètres immunovirologique et cliniques favorables.

Il a ensuite été débuté en raison d'une dégradation de ces paramètres.

- Groupe 3 : Patients traités entre 6 et 24 mois après le diagnostic

Cinq patients (patients 3, 4, 14, 26 et 33) ont été traités entre 6 mois et 2 ans après le diagnostic. Le traitement a été initié dans ces délais en raison de paramètres immunovirologiques favorables dans 3 cas et en raison d'un refus de traitement dans les 2 cas restants. Il a été débuté en

48

raison d'une dégradation des paramètres immunovirologiques chez 3 patients, une entrée en stade SIDA chez un patient et une acceptation du traitement par le dernier patient.

- Groupe 4 : Patients traités au-delà de 24 mois après le diagnostic

Sept patients (patients 6, 8, 9, 11, 20, 27 et 29) ont été traités plus de 24 mois après le diagnostic dont 2 patients plus de 48 mois après le diagnostic.

Deux patients ont refusé le traitement et 5 patients avaient des paramètres immunovirologiques corrects.

Le traitement a été débuté pour 3 d'entre eux en raison d'une dégradation des paramètres immunovirologiques, pour 3 autres patients en raison d'une entrée en stade SIDA et pour acceptation de la prise en charge thérapeutique chez un patient.

-- Patients non traités

Neuf patients (patients 1, 2, 7, 10, 12, 18, 19, 22 et 31) n'ont pas été traités au cours de leur suivi en raison de paramètres immunovirologiques et cliniques satisfaisants.

Au total, 31 patients sont encore suivis à Reims en 2006, 4 patients ont été perdus de vue.

Répartition des patients en fonction du suivi immunovirologique :

La durée du suivi immunovirologique des patients, déterminée entre la première et la dernière mesure du nombre de CD4 et de la charge virale plasmatique étudiées, était en moyenne de 28,5 mois (2-62 mois).

La moyenne des charges virales VIH-1 au moment du diagnostic était de 279 000 copies/mL (1080 -2 640 000 copies/mL) et la moyenne du nombre de lymphocytes T CD4 était de 491 CD4/mm³ (26-2209 CD4/mm³).

II. Prélèvements

L'étude du génotype de résistance des souches virales a été réalisée sur 204 plasmas obtenus après centrifugation de sang prélevé sur des tubes contenant un anticoagulant de type EDTA, conservés à − 80°C dans la plasmathèque du laboratoire de Virologie du CHU de Reims.

Ces 204 plasmas ont été répartis en 2 groupes :

- 97 plasmas des patients porteurs de souches virales primosensibles.

- 107 plasmas des 35 patients porteurs de souches virales primorésistantes.

Les 97 génotypages réalisés à la prise en charge des patients porteurs des souches virales primosensibles et les 35 premiers séquençages réalisés à la prise en charge des patients porteurs des souches virales primorésistantes ont servi à inclure ces patients dans notre étude et à calculer la prévalence des primorésistances.

Au cours du suivi de l'évolution des mutations de résistance, le nombre moyen de prélèvements séquencés par patient primorésistant était de 3,06 (107/35) prélèvements (1-10 prélèvements).

Pour 16 patients sur 35, l'analyse génotypique n'a pu être effectuée que sur le premier prélèvement réalisé au moment de la prise en charge. Dans 5 cas, la charge virale plasmatique était devenue trop faible (< 1000 copies/mL), rendant l'étude génotypique aléatoire.

Dans 4 cas, elle était indétectable (< 40 copies/mL) en raison de l'efficacité du traitement instauré, rendant l'étude génotypique impossible. Pour 3 patients, la quantité de plasma disponible était insuffisante (< 1 mL). Les 4 patients restants ont été perdus de vue : un de ces patients a été revu fin 2006 pour la prise en charge d'une pathologie opportuniste.

Pour les 19 patients restants, au moins deux prélèvements ont été génotypés par patient et une cinétique d'évolution des mutations de résistance a été réalisée.

Au total, 91 prélèvements ont été utilisés pour réaliser la cinétique d'évolution des mutations de résistance aux antirétroviraux (107 prélèvements de patients porteurs de virus primorésistants moins les 16 prélèvements uniques).

Pour chacun de ces 19 patients, une moyenne de 4,8 (91/19) prélèvements a été utilisée par patient pour réaliser la cinétique d'évolution des mutations (2- 10 prélèvements). Les caractéristiques des prélèvements sont présentées dans le tableau III.

Tableau III : Caractéristiques des prélèvements séquencés par patient pour le suivi des mutations de résistance (page suivante)

Patient	Nombre de prélèvements génotypés	Durée du suivi des mutations (mois)	Suivi cinétique des mutations	
1	4	11	OUI	-
2	6	38	OUI	-
3	6	22	OUI	-
4	1	-	NON	plasma insuffisant
5	1	-	NON	CVP indétectable
6	5	37	OUI	-
7	3	9	OUI	-
8	6	41	OUI	-
9	2	44	OUI	-
10	2	9	OUI	-
11	9	33	OUI	-
12	4	22	OUI	-
13	1	-	NON	CVP < 1000 c/mL
14	5	16	OUI	-
15	4	42	OUI	-
16	1	-	NON	CVP < 1000 c/mL
17	1	-	NON	CVP indétectable
18	1	-	NON	Perdu de vue
19	2	2	OUI	-
20	1	-	NON	Perdu de vue
21	1	-	NON	CVP indétectable
22	10	45	OUI	-
23	1	-	NON	CVP < 1000 c/mL
24	1	-	NON	Perdu de vue
25	1	-	NON	CVP < 1000 c/mL
26	5	18	OUI	-
27	3	39	OUI	-
28	1	-	NON	CVP indétectable
29	9	53	OUI	-
30	3	5	OUI	-
31	3	-	NON	plasma insuffisant
32	1	-	NON	CVP < 1000 c/mL
33	3	23	OUI	-
34	1	-	NON	Perdu de vue
35	1	-	NON	plasma insuffisant

METHODES

I. ETUDE GENOTYPIQUE DES SOUCHES

L'étude génotypique des résistances a été réalisée à partir de 204 prélèvements sur les gènes de la protéase (nucléotides 1 à 297) et de la transcriptase inverse (nucléotides 106 à 714) du VIH-1 selon la technique consensus de l'Agence Nationale de Recherche sur le SIDA (ANRS) (www.hivfrenchresistance.org)

Le séquençage des virus VIH-1 a été réalisé à partir de 1 mL de plasma congelé prélevé sur EDTA.

I.1. Extraction de l'ARN viral

Les ARN viraux ont été extraits en utilisant la trousse d'extraction QIA amp® viral RNA mini kit (QIAGEN, Courtaboeuf, France) selon les instructions du fournisseur.

Des tampons AVL/carrier RNA (tampon de lyse), AW1 (tampon de lavage), AW2 (tampon de lavage) et AVE (tampon d'élution) sont fournis dans ce kit.

Le mode opératoire a été le suivant :

- le plasma a été tout d'abord décongelé par un passage rapide de 5 minutes dans l'eau froide puis centrifugé à une vitesse de 24000g à 4°C pendant 1 heure.

- le culot de centrifugation a été remis en suspension dans 140 μL de PBS stérile.

- cette suspension a été mélangée à 560µL de tampon AVL contenant du carrier RNA pour faciliter la précipitation des ARN et incubée à température ambiante pendant 10 minutes.

- après une centrifugation de 30 secondes à une vitesse de 6000g, 560µL d'éthanol absolu ont été ajoutés à ce mélange afin de l'homogénéiser.

- nous avons centrifugé pendant 1 minute à une vitesse de 6000g à 20°C, 630µL de ce mélange dans des colonnes (QIAamp®spin column) placées dans des tubes collecteurs fournis dans le kit, afin de fixer l'ARN sur les colonnes.

- les tubes collecteurs ont été jetés après centrifugation et la colonne placée dans un nouveau tube.

- nous avons déposé les 630 µL restants du même mélange dans la colonne. Après une centrifugation d'une minute à une vitesse de 6000g à 20°C, le tube collecteur a été jeté et la colonne placée dans un nouveau tube.

- 500µL de tampon AW1 de lavage ont été ajoutés dans la colonne. Après centrifugation à une vitesse de 6000g à 20°C pendant 1 minute, le tube collecteur a été jeté.

- 500µL de tampon AW2 de lavage ont été ajoutés dans la colonne placée dans un nouveau tube collecteur et l'ensemble centrifugé pendant 3 minutes à une vitesse de 20000g à 20°C. Le tampon AW2 doit avoir été entièrement filtré pour éviter une inhibition de la RT-PCR.

Le tube collecteur a été jeté en fin de centrifugation.

- nous avons déposé 60µL de tampon d'élution dans la colonne et recueilli l'ARN viral dans un tube conique Eppendorf® de 1,5mL par centrifugation à une vitesse de 6000g pendant 1 minute. La colonne a été jetée après centrifugation.

Plasma du patient

⇩

Centrifugation

⇩

Mise en suspension du culot en PBS et lyse (AVL)

⇩

Homogénéisation (éthanol)

⇩

Fixation de l'ARN viral sur la colonne

⇩

1er lavage (AW1)

⇩

2ème lavage (AW2)

⇩

Élution (AVE)

⇩

Recueil du produit d'extraction = ARN viral

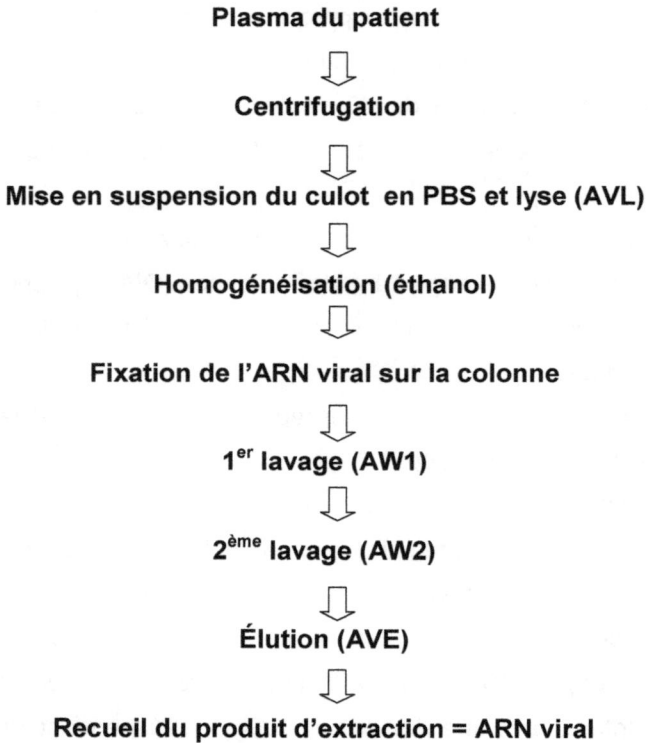

Figure 6 - Procédure simplifiée d'extraction de l'ARN viral
(QIA amp® viral RNA mini kit, QIAGEN, Courtaboeuf, France)

I.2. RT-PCR et amplification

I.2.1. Rétrotranscription de l'ARN viral en ADN complémentaire (ADN$_c$)

Pour amplifier le génome du virus VIH-1et le séquencer, il est nécessaire d'effectuer au préalable une reverse transcription de l'ARN viral en ADN complémentaire.

Cette reverse transcription est effectuée par une rétrotranscriptase en présence :

- d'eau DEPC = eau distillée traitée au diéthyl pyrocarbonate qui inhibe les ribonucléases.

- de Pd(N)6 (amorces non spécifiques hexanucléotidiques).

- des dNTP (2'déoxynucléosides 5' triphosphates) : dATP, dGTP, dCTP, dTTP.

- de DTT (dithiothreitol), agent réducteur de ponts disulfures de protéines dont le rôle est d'inhiber les ribonucléases.

- de tampon 5X (250mM Tris-HCl pH 8.3,375mM KCl, 15mM MgCl2).

- de RNase inhibitor permettent l'inhibition des ribonucléases.

- de rétrotranscriptase RT-MMLV (RT Moloney Murine Leukemia Virus) qui est une ADN polymérase recombinante qui synthétise un brin d'ADN complémentaire à partir d'un ARN monobrin et inhibe l'activité des endonucléases.

Nous avons préparé le mélange réactionnel suivant (Tableau IV) :

Tableau IV : Mélange réactionnel pour la rétrotranscription de l'ARN viral

Mélange réactionnel	Concentration	Volume nécessaire par tube (µL)
Eau DEPC (Sigma® ; Réf D57-78)	-	1,5
Tampon 5X (Invitrogen®; Réf 18057-018)	5X	4
DTT (Invitrogen®; Réf 18057-018)	0,1M	2
dNTP (Pharmacia Biotech ; Réf 27203500)	2mM	5
Pd(N6) (Roche®; Réf 27-2166-01)	0,1mM	1
RNase inhibitor (Boehringer®; Réf 10799025)	40U/µL	0,5
RT MMLV (Invitrogen®; Réf 28025-013)	200 U/µL	1

L'ARN a été tout d'abord dénaturé : nous avons réparti 30µL de chaque produit d'extraction dans un tube microAmp de 200µL (GeneAmp®PCR) puis nous les avons incubés 10 minutes à 68°C dans un thermocycleur gene amp® PCR system 2400 (Perkin Elmer, Courtaboeuf, France), et nous les avons refroidis dans la glace pour éviter la reconstitution des structures secondaires.

Nous avons ensuite rétrotranscrit l'ARN : pour cela, nous avons ajouté 15µL de mélange réactionnel pour la rétrotranscription de l'ARN viral aux 30µL d'ARN dénaturé. Les microtubes ont été incubés 5 minutes à température ambiante puis 1 heure à 37°C dans le thermocycleur gene amp® PCR system 2400 (Perkin Elmer, Courtaboeuf, France). Nous avons obtenu de l' ADN$_c$

I.2.2. Amplification de l'ADN$_c$ par réaction de polymérisation en chaîne (PCR nichée) pour le séquençage

I.2.2.1. Principe de la PCR nichée

La PCR est une technique d'amplification moléculaire. Chaque cycle d'amplification comprend une dénaturation de l'ADN contenant le gène cible, une hybridation des amorces sur l'ADN monocaténaire et une élongation de l'ADN par addition de nucléotides grâce à l'action d'une polymérase en présence de MgCl2.

La PCR nichée s'effectue en deux étapes :

Une première PCR de 15 à 30 cycles utilise une série d'amorces externes qui s'hybrident préférentiellement avec une région ADN cible spécifique, puis une deuxième PCR de15 à 30 cycles supplémentaires utilise une deuxième série d'amorces destinées à amplifier une région interne du premier produit ADN amplifié.

Ainsi le plus grand fragment produit lors des premiers cycles de la PCR est utilisé comme matrice pour la seconde PCR.

La PCR nichée améliore le rendement PCR de la séquence d'ADN cible et augmente la sensibilité et la spécificité de l'amplification de l'ADN.

I.2.2.2. PCR nichée sur le gène de la protéase (PT)

- Première PCR PT :

Nous avons préparé le mélange réactionnel pour la 1ère PCR PT (Tableau V).

Tableau V : Mélange réactionnel pour la 1ère PCR PT.

Mélange réactionnel PCR PT 1	concentration	Volume nécessaire par tube (µL)
Eau DEPC (Sigma® ; Réf D57-78)	-	30,75
Tampon 10X (GeneAmp®; Réf 4311818)	10X	5
MgCl$_2$ (GeneAmp®; Réf 4311818)	25mM	3
dNTP (Pharmacia Biotech ; Réf 27203500)	2mM	5
GAG1	20pM/µL	0,5
PROT	20pM/µL	0,5
Ampli Taq Gold DNA Polymerase (GeneAmp® ; Réf 4311818)	5U/µL	0,25

Le MgCl$_2$ est indispensable à la réaction d'amplification. C'est un cofacteur essentiel à l'activité de l'ADN polymérase. La séquence des amorces est détaillée dans le tableau VI.

Tableau VI : Amorces utilisées pour la 1ère PCR PT.

amorce	Séquence
GAG1	5'-ATA ATC CAC TA TCC CAG TAG GAG AAA T-3'
PROT	5'-GGT GAT CCT TTC CAT CC-3'

Dans chaque tube microAmp de 200µL (GeneAmp®PCR), 5µl d'ADN$_c$ ont été ajoutés à 45µL de mélange réactionnel PCR PT 1.

L'amplification moléculaire a été réalisée sur le thermocycleur icycler® (BIO-RAD, Marnes-la-coquette, France) selon les cycles de température suivants (Tableau VII) :

Tableau VII : Cycles de température d'amplification de la 1ère PCR PT.

1 cycle	94°C pendant 10 minutes
40 cycles	Dénaturation : 94°C pendant 1 minute
	Elongation : 51°C pendant 1 minute
	Hybridation : 72°C pendant 1 minute
1 cycle	72°C pendant 7 minutes
1 cycle	4°C à l'infini

- Deuxième PCR PT :

Nous avons préparé le mélange réactionnel pour la 2ème PCR PT (Tableau VIII).

Tableau VIII : Mélange réactionnel pour la 2ème PCR PT.

Mélange réactionnel PCR PT 2	concentration	Volume nécessaire par tube (µL)
Eau DEPC (Sigma® ; Réf D57-78)	-	33,75
Tampon 10X (GeneAmp®; Réf 4311818)	10X	5
MgCl$_2$ (Applied Bioscience; Réf 4311818)	25mM	3
DNTP (Pharmacia Biotech ; Réf 27203500)	2mM	5
Prot 7	20pM/µL	0,5
Prot 8	20pM/µL	0,5
Ampli Taq Gold DNA Polymerase (GeneAmp® ; Réf 4311818)	5U/µL	0,25

60

La séquence des amorces utilisées pour la 2ème PCR PT est détaillée dans le tableau IX.

Tableau IX : Amorces utilisées pour la 2ème PCR PT.

amorce	Séquence
Prot 7	5'-CAG AGC CAA CAG CCC CAC CAG-3'
Prot 8	5'-GGC TTG AAT TCT ACT GGT ACA GTC T-3'

Dans des tubes microAmp de 200µL (GeneAmp®PCR), 2µL de chaque produit de la PCR PT 1 ont été ajoutés à 48µL de mélange réactionnel PCR PT 2

L'amplification moléculaire a été réalisée sur le thermocycleur icycler® (BIO-RAD, Marnes-la-coquette, France) selon les cycles de température suivants (Tableau X) :

Tableau X : Cycles de température d'amplification de la 2ème PCR PT.

1 cycle	94°C pendant 10 minutes
40 cycles	94°C pendant 1 minute
	55°C pendant 1 minute
	72°C pendant 1 minute
1 cycle	72°C pendant 7 minutes
1 cycle	4°C à l'infini

I.2.2.3. PCR nichée sur le gène de la rétrotranscriptase (RT)

- **Première PCR RT** :

Nous avons préparé le mélange réactionnel pour la 1ère PCR RT (tableau XI) :

Tableau XI : Mélange réactionnel pour la 1ère PCR RT.

Mélange réactionnel PCR RT 1	concentration	Volume nécessaire par tube (µL)
Eau DEPC (Sigma® ; Réf D57-78)	-	30,75
Tampon 10X (GeneAmp®; Réf 4311818)	10X	5
MgCl₂ (Applied Bioscience ; Réf 4311818)	25mM	3
DNTP (Pharmacia Biotech ; Réf 27203500)	2mM	5
MJ3	20pM/µL	0,5
MJ4	20pM/µL	0,5
Ampli Taq Gold DNA Polymerase (GeneAmp®; Réf 4311818)	5U/µL	0,25

La séquence des amorces utilisées pour la 1ère PCR RT est détaillée dans le tableau XII.

Tableau XII : Amorces utilisées pour la 1ère PCR RT.

amorce	Séquence
MJ3	5'-AGT AGG ACC TAC ACC CAG TGT CA-3'
MJ4	5'-CTG TTA GTG CTT TGG TTC CTC T-3'

Dans des tubes microAmp de 200µL (GeneAmp®PCR), 5µL de chaque ADN$_c$ ont été ajoutés à 45µL de mélange réactionnel PCR RT 1.
L'amplification moléculaire a été réalisée sur le thermocycleur icycler® (BIO-RAD, Marnes-la-coquette, France) selon les cycles de température suivants (Tableau XIII) :

Tableau XIII : Cycles de température d'amplification de la 1ère PCR RT

1 cycle	94°C pendant 10 minutes
40 cycles	94°C pendant 30 secondes
	55°C pendant 30 secondes
	72°C pendant 1 minute
1 cycle	72°C pendant 7 minutes
1 cycle	4°C à l'infini

- Deuxième PCR RT :

Nous avons préparé le mélange réactionnel pour la 2ème PCR RT (Tableau XIV) :

Tableau XIV : Mélange réactionnel pour la 2ème PCR RT.

Mélange réactionnel PCR RT 2	concentration	Volume nécessaire par tube (µL)
Eau DEPC (Sigma® ; Réf D57-78)	-	33,75
Tampon 10X (GeneAmp® ; Réf 4311818)	10X	5
MgCl$_2$ (Applied Bioscience ; Réf 4311818)	25mM	3
DNTP (Pharmacia Biotech ; Réf 27203500)	2mM	5
A(35)	20pM/µL	0,5
NE1(35)	20pM/µL	0,5
Ampli Taq Gold DNA Polymerase (GeneAmp® ; Réf 4311818)	5U/µL	0,25

La séquence des amorces utilisées pour la 2ème PCR RT est détaillée dans le tableau XV.

Tableau XV : Amorces utilisées pour la 2ème PCR RT.

amorce	Séquence
A(35)	5'-TTG GTT GCA CTT TAA ATT TTC CCA TTA GTC CTA TT-3'
NE1(35)	5'-CCT ACT AAC TTC TGT ATG TCA TTG ACA GTC CAG CT-3'

Dans des tubes microAmp de 200µL (GeneAmp®PCR), 2µL de chaque produit de la PCR RT 1 ont été ajoutés à 48µL de Mélange réactionnel PCR RT 2.

L'amplification moléculaire a été réalisée sur le thermocycleur icycler® (BIO-RAD, Marnes-la-coquette, France) selon les cycles de température suivants (Tableau XVI) :

Tableau XVI : Cycles de température d'amplification de la 2ème PCR RT.

1 cycle	94°C pendant 10 minutes
35 cycles	94°C pendant 30 secondes
	55°C pendant 30 secondes
	72°C pendant 1 minute
1 cycle	72°C pendant 7 minutes
1 cycle	4°C à l'infini

I.2.3. Electrophorèse des produits de PCR en gel d'agarose

Les ADN ont été séparés en fonction de leur taille par une électrophorèse en gel d'agarose.

La migration a été effectuée par électrophorèse horizontale en gel d'agarose à 2% en TBE 1X (TBE 10X Sigma ; Réf T-4415 dilué au 1/10ème.)

I.2.3.1. Préparation du gel de migration

Nous avons dissous 2,4g d'agarose (Life Technologies ; Réf 15510027) dans 120 mL de TBE 1X puis chauffé le mélange au four à micro-ondes. Nous avons ensuite mélangé 12µL de Bromure d'éthidium aux 120 mL de gel encore liquide et nous l'avons déposé dans un moule.

Le Bromure d'éthidium est un agent intercalant utilisé pour le marquage de l'ADN.

Il émet une fluorescence rose violacée lorsqu'il est exposé à un rayonnement UltraViolet. Nous avons inséré aussitôt un peigne dans le gel pour former des puits et nous l'avons laissé reposer 30 minutes. Au terme des 30 minutes le peigne a été retiré et le gel immergé dans une cuve à électrophorèse contenant du TBE 1X.

I.2.3.2. Préparation des dépôts

Nous avons distribué dans chaque puits d'une microplaque 5µL de produit d'amplification des 2ème PCR PT ou RT, 10µL d'eau distillée et 5 µL de colorant de charge (Bleu de bromophénol 0,2g ; saccharose 80g ; Tris HCl pH8 10mL ; EDTA 0,5M 20mL ; SDS10% 10mL ; eau distillée 200mL).

Le colorant de charge permet de suivre visuellement la progression de la migration.

Dans deux autres puits, nous avons déposé 2,5µl de colorant de charge, 10µL d'eau distillée et 2µL de marqueur de poids moléculaire (DNA molecular weight marker VIII Roche® ; Réf : 1 336 045).

Nous avons ensuite distribué 15µL de chaque mélange dans les puits du gel.

I.2.3.3. Migration :

La migration a été réalisée sous 120 Volts en tampon TBE 1X pendant 30 minutes à 25°C à l'aide d'un générateur PowerPac 3000 (BIO-RAD, Marnes-la-coquette, France).

I.2.3.4. Lecture du gel

Le gel a été déposé sur un dispositif d'éclairage UltraViolet par transillumination et les bandes d'ADN obtenues ont été visualisées par fluorescence du Bromure d'éthidium sous l'effet des rayons UV.

L'intégration a été réalisée à l'aide d'un analyseur d'images (BioProfil .Vilber – Lourmat, Marne-la-Vallée, France)

I.2.3.5. Interprétation des résultats de la migration

Nous avons interprété la migration des bandes d'ADN en vérifiant :

- leur présence sur le gel.

- leur migration à hauteur de la bande de marqueur de poids moléculaire correspondante, soit 798pb pour le gène RT et 507 pb pour le gène PT.

- leur présence sur le gel en quantité suffisante pour garantir le séquençage.

La figure 7 illustre l'interprétation des résultats d'un gel d'électrophorèse.

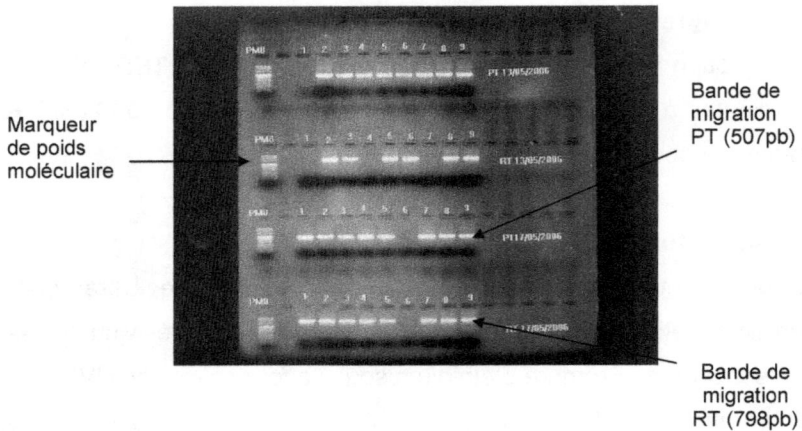

Figure 7 : Exemple de gel d'agarose obtenu après migration de l'ADN.

L'amplification de l'ADN a été refaite devant des bandes d'ADN absentes, de faible intensité ou ne correspondant pas au poids moléculaire attendu.

I.2.4. Purification des produits de 2ème PCR PT et RT

Nous avons purifié nos produits d'amplification de 2ème PCR des amorces, des desoxynucléosides et des polymérases contenus dans les tubes.

Nous avons utilisé la trousse de purification des produits d'amplification QIAquick® PCR Purification Kit (QIAGEN, Courtaboeuf, France) selon les instructions du fabricant. Des tampons PB (tampon de fixation), PE (tampon de lavage) et EB (tampon d'élution) sont fournis dans ce kit.

Nous avons ajouté 45µL de produit de 2ème PCR PT ou RT à 225 µL de tampon PB.

Puis nous avons déposé ce mélange dans une colonne QIAquick®spin placée dans un tube collecteur.

Après centrifugation de l'ensemble à une vitesse de 18000g pendant
1 minute, l'ADN s'est fixé dans la colonne.

Le tube collecteur a été vidé et la colonne replacée dans le tube.

Nous avons ajouté 750µL de tampon PE de lavage dans la colonne
et centrifugé l'ensemble à 18000g pendant 1 minute.

Le tube collecteur a été vidé et la colonne replacée dans le même tube.

Nous avons déposé 30µL de tampon EB d'élution dans la colonne
et recueilli l'ADN purifié dans un tube conique Eppendorf® de 1,5 mL
par centrifugation à une vitesse de 14000g pendant 1 minute.

La colonne a été jetée après centrifugation.

I.3. Séquençage

Nous avons utilisé la trousse Big Dye® Terminator v3.1 Cycle
Sequencing Kit (Applied Biosystems, Dresde, Allemagne) suivant les
instructions du fabricant.

Le mix terminator ready reaction (mélange de radicaux terminateurs de
chaîne) est fourni dans ce kit.

La réaction de séquençage a été réalisée selon la méthode des
terminateurs de chaîne de Sanger.

I.3.1. Préparation du mélange réactionnel pour séquençage

Pour le séquençage, nous avons préparé le mélange réactionnel suivant
(Tableau XVII) :

Tableau XVII : Mélange réactionnel pour le séquençage de l'ADN.

Mélange réactionnel pour séquençage	concentration	Volume nécessaire par tube (µL)
Mix Terminator Ready Reaction	-	4
Tampon 5X (Invitrogen® ; Réf 18057-018)	5X	2
Amorce	3,2 pM/L	3
Eau distillée	-	10

Le mélange de radicaux terminateurs de chaîne contient des dideoxynucléosides triphosphate (ddNTP) terminateurs de chaîne rendant la réaction d'élongation impossible et des dNTP permettant l'élongation.

Le ratio dNTP/ddNTP doit permettre la formation de petits et grands fragments d'ADN.

Les ddNTP ont un marquage fluorescent différent selon la nature de la base : A, T, C ou G.

Pour chaque gène PT et RT, le séquençage est réalisé dans un même temps en lecture sens (lecture d'un des deux brins d'ADN dans le sens 3'→5' par une première amorce sens) et reverse sens (lecture du deuxième brin d'ADN complémentaire dans le sens 3'→5' par une deuxième amorce reverse sens). L'ADN polymérase incorpore des dNTP et des ddNTP à l'extrémité 3' de la chaîne d'ADN en élongation. Lors de l'extension de la chaîne d'ADN, le rendement de la polymérase s'épuise progressivement et la séquence située en fin de chaîne est de moins bonne qualité.

La lecture sens et reverse sens nous permet d'obtenir un séquençage satisfaisant des deux extrémités de l'ADN cible bicaténaire. Les séquences des amorces utilisées sont présentées dans les tableaux XVIII et XIX.

Tableau XVIII : Amorces utilisées pour le séquençage PT.

Prot 7 (amorce sens)	5'-CAG AGC CAA CAG CCC CAC CAG-3'
Prot 8 (amorce reverse sens)	5'-GGC TTG AAT TCT ACT GGT ACA GTC T-3'

Tableau XIX : Amorces utilisées pour le séquençage RT.

A (20) (amorce sens)	5'-ATT TTC CCA TTA GTC CTA TT-3'
NE1 (20) (amorce reverse sens)	5'-ATG TCA TTG ACA GTC CAG CT-3'

Dans des tubes microAmp de 200µL (GeneAmp®PCR), 1µL de chaque produit d'amplification purifié a été ajouté à 19µL de mélange réactionnel pour séquençage contenant l'amorce correspondante.

L'amplification moléculaire des gènes PT et RT a été réalisée sur le thermocycleur icycler® (BIO-RAD, Marnes-la-coquette, France) selon les cycles de température suivants (Tableau XX) :

Tableau XX : Cycles de température de séquençage .

1 cycle	96°C pendant 1 minute
25 cycles	96°C pendant 10 secondes
	50°C pendant 5 secondes
	60°C pendant 4 minutes
1 cycle	4°C à l'infini

I.3.2. Purification du produit de séquençage sur plaque de résine Sephadex®

Nous avons utilisé une résine Sephadex® (Sigma ; Réf G-5050) pour purifier notre produit de réaction de séquence des sels et radicaux terminateurs de chaîne contenus dans les tubes.

Nous avons versé de la résine de Sephadex® dans les puits d'une microplaque de 96 puits, puis nous avons ajouté 300µL d'eau distillée dans chaque puits et nous avons incubé l'ensemble à température ambiante pendant 3 heures afin que la résine gonfle.

La plaque a été centrifugée pendant 5 minutes à une vitesse de 910g, pour éliminer l'excès d'eau.

Nous avons ensuite déposé les 20µL de produit de réaction de séquence dans chaque puits de la microplaque constituant une mini-colonne de Sephadex®.

Nous avons déposé la microplaque contenant la résine Sephadex® sur une autre microplaque dans laquelle nous avons recueilli le produit de séquence purifié lors d'une centrifugation de l'ensemble à 910g pendant 5 minutes.

I.3.3. Analyse de séquence

L'analyse de séquence a été réalisée dans un séquenceur ABI Prism® 3130xl genetic analyser (Applied Biosystem, Dresde, Allemagne) par électrophorèse capillaire.

La réaction de séquençage génère des brins d'ADN par amplification linéaire des produits d'extension, avec un incrément d'une base.

Les produits d'extension d'ADN monobrin sont séparés par électrophorèse en fonction de leur taille. Les fragments les plus petits passent en premier devant le système de détection de fluorescence (excitation du fluorochrome par un faisceau laser puis détection de l'émission de fluorescence par une caméra).

Selon la longueur d'onde détectée, l'écran affiche des pics de couleur différente correspondant à un type de base A, T, G ou C.

La figure 8 illustre les résultats du séquençage tels qu'ils s'affichent à l'écran de ordinateur qui est relié à l'automate.

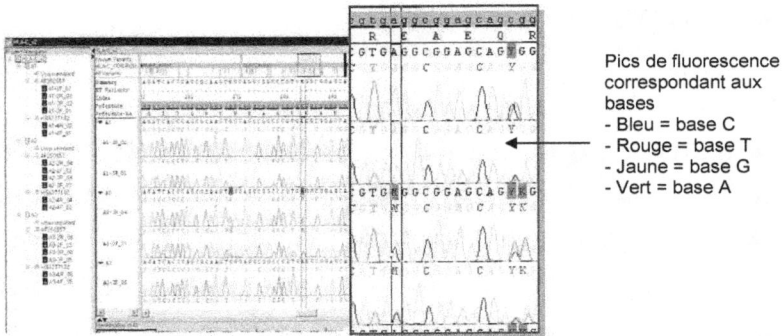

Pics de fluorescence correspondant aux bases
- Bleu = base C
- Rouge = base T
- Jaune = base G
- Vert = base A

Figure 8 : Copie d'écran d'un résultat de séquençage

La séquence en bases est déterminée par l'ordre de passage des fragments de taille croissante.

Nous avons recueilli la séquence en bases en utilisant le logiciel SeqScape® software v2.5 (Figure 9) puis traduit la séquence en bases sous forme de séquence en acides aminés (Figure 10) à l'aide du logiciel de traduction ExPASy® translate tool.

(http://us.expasy.org/tools/dna.html)

72

PT

CCTCAAATCACTCTTTGGCAACGACCCGTCGTCACAGTAAAGATA
GGGGGGCAACTAAAGGAAGCTCTATTAGATACAGGAGCAGATGAT
ACAGTATTAGAAGACATAAATTTGCCAGGAAGATGGAAACCAAGAA
TGATAGGGGGAATTGGAGGTTTTATCAAAGTAAGACAGTATGATCA
GATACCCATAGAAATCTGTGGGCATAAAGCTATAGGTACAGTATTA
GTAGGACCTACACCTGTCAACATAATTGGAAGAAATCTGTTGACTC
AGATCGGCTGCACTTTAAATTTT

RT

GAAATTTGTACAGAAATGGAAAAGGAAGGAAAGATTACAAAAATTG
GGCCTGAAAATCCATACAATACTCCAGTATTTGCTATAAAGAAAAA
AGACAGTACTAAATGGAGAAAATTAGTAGATTTTAGAGAACTTAAtA
AGAGAACTCAAGATTTCTGGGAAATTCAATTAGGAATACCACATCC
TGCAGGGTTAAGAAAGAACAAATCAGTAACAGTACTGGATGTGGG
TGATGCATATTTTTCAGTTCCCTTAGATGAAGACTTCAGGAAGTATA
CAGCATTTACCATACCTAGTACAAACAATGAGACACCAGGGATTAG
ATATCAATATAATGTGCTTCCACAGGGATGGAAAGGATCACCAGCG
ATATTCCAAGCTAGCATGACAAAAATCTTAGAACCTTTTAGAAAACA
AAATCCAGACATGGTtATCTATCAATACATGGATGATTTGTATGTgG
GATCGGACTTAGAAATAGGGAAGCATAGAACAAAAATAGAGGAAC
TGAGACAACATCTGTTGAGGTGGGGATTTACTACACCAGACAAAA
AACATCAGAAAGAACCTCCATTTCTTTGGATGGGGTTATGAACTCCA
TCCTGATAAA

Figure 9 : Séquences nucléotidiques des gènes RT et PT.
(Obtenues à partir des pics de fluorescence en utilisant le logiciel SeqScape®.)

PT

P Q I T L W Q R P V V T V K I G G Q L K E A L L D T G A D D T V L E
D I N L P G R W K P R M I G G I G G F I K V R Q Y D Q I P I E I C G H
K A I G T V L V G P T P V N I I G R N L L T Q I G C T L N F

RT

E I C T E M E K E G K I T K I G P E N P Y N T P V F A I K K K D S T K
W R K L V D F R E L N K R T Q D F W E I Q L G I P H P A G L R K N
K S V T V L D V G D A Y F S V P L D E D F R K Y T A F T I P S T N N
E T P G I R Y Q Y N V L P Q G W K G S P A I F Q A S M T K I L E P F
R K Q N P D M V I Y Q Y M D D L Y V G S D L E I G K H R T K I E E L
R Q H L L R W G F T T P D K K H Q K E P P F L W M G Y E L H P D K

Figure 10 : Séquences en acides aminés des gènes RT et PT.
(Obtenues après traduction des séquences nucléotidiques par le logiciel ExPASy®.)

II. Interprétation de la résistance aux antirétroviraux

Les acides aminés impliqués dans la résistance aux antirétroviraux ont été identifiés à partir de la liste de l'International AIDS Society-USA (IAS) [31]-(www.iasusa.org).
Les souches virales résistantes aux antirétroviraux ont été définies avec l'algorithme de l'ANRS version 14 (juillet 2006) (www.hivfrenchresistance.org).

Un exemple de compte rendu des résultats de ces interprétations est présenté dans la figure 11.

Figure 11 : Compte rendu de résultat de génotypage
Les mutations majeures sont indiquées par un **X** et les mutations mineures par une marque en **V**.

III. Sous-typage des souches

L'identification du sous-type VIH a été réalisée en utilisant le programme de Stanford. (www.hivdb.stanford.edu)

IV. Construction d'un arbre phylogénique

Les séquences nucléotidiques du gène de la transcriptase inverse (RT) ont été alignées avec la souche de référence HXB2, puis un arbre phylogénique a été réalisé en utilisant la technique de Neighbor Joining en utilisant le logiciel MEGA version 3.1. (1000 bootstrap).

V. Suivi immunovirologique des patients porteurs de souches virales primorésistantes

Le suivi immunovirologique des patients primorésistants aux antirétroviraux a été réalisé sur l'étude de deux paramètres :

- La mesure de la charge virale plasmatique, exprimée en copies/mL, a été réalisée en utilisant la trousse COBAS®HIV-1 TaqMan48 (Roche, Meylan, France) selon les instructions du fournisseur, avec seuil de sensibilité de la technique de 4O copies/mL.

- Le nombre de lymphocytes T CD4, exprimé en CD4 par mm3, a été mesuré par cytométrie en flux en utilisant le cytomètre FacStar® (Becton Dickinson, Poisat, France).

RESULTATS

I. Caractéristiques des souches primorésistantes à la prise en charge des patients

I.1. Prévalence de la primorésistance des souches virales

Nous avons calculé le taux de prévalence globale et le taux de prévalence annuelle de la primorésistance résistance aux antirétroviraux entre 2001 et 2005 dans la cohorte rémoise de 132 patients séropositifs pour le VIH-1, naïfs de tout traitement antirétroviral au moment de leur prise en charge.

Ce taux de prévalence a été calculé en rapportant le nombre de patients porteurs de souches virales primorésistantes à l'ensemble de la cohorte (Tableau XXI et Figure 12).

Tableau XXI: Taux de prévalence globale et annuelle des primorésistances aux antirétroviraux

Année	Primorésistants	Primosensibles	Taux de prévalence des souches primorésistantes
2001	4	13	23,5% (4/17)
2002	9	21	30% (9/30)
2003	6	16	27,3% (6/22)
2004	7	21	25% (7/28)
2005	9	26	25,7% (9/35)
2001-2005	**35**	**97**	**26,5% (35/132)**

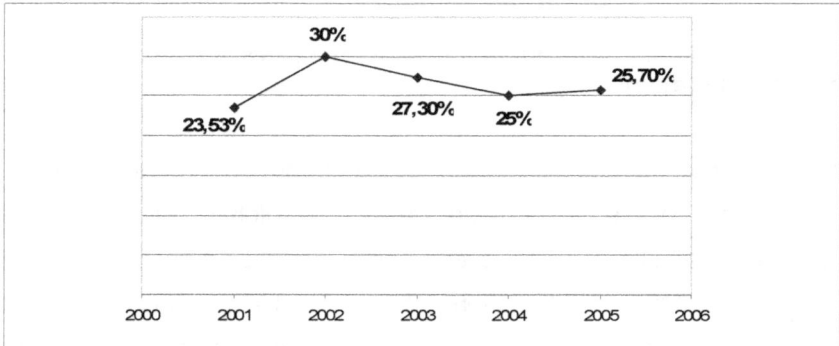

Figure 12 : Evolution des taux de prévalence annuelle des primorésistances aux ARV

I.2. Profils de résistance des patients primorésistants à la prise en charge

I.2.1. Profil des mutations de résistance aux antirétroviraux

Pour chacun des 35 patients porteurs de souches virales primorésistantes, nous avons observé sur le génotype de leur prise en charge les mutations de résistance aux antirétroviraux.

Les résultats sont présentés dans le tableau XXII (page 81).

La mutation de résistance la plus fréquente pour les INTI était la mutation M41L (patients 6, 10,14 et 17). Quatre patients présentaient une mutation T215A/D/S et 2 patients une mutation T215Y. Le patient 6 présentait une insertion de 2 acides aminés (SV) en position 68/69.

La mutation de résistance la plus fréquente pour les INNTI était la mutation K101R (22 patients) suivie de la mutation K103N (19 patients).

La mutation de résistance la plus fréquente pour les IP était la mutation L63P (28 patients). Deux patients présentaient la mutation de résistance majeure M46I et deux patients présentaient la mutation majeure L90M.

I.2.2. Sous-typage des souches virales

Les virus VIH retrouvés chez les 35 patients primorésistants étaient de type VIH-1.

Le sous-type B était retrouvé chez 34 patients appartenant au groupe ethnique Caucasien et le sous-type non-B chez 1 patient appartenant au groupe ethnique Africain.

I.2.3. Arbre phylogénique (Figure 13 et Figure 14)

Deux arbres phylogéniques ont été construits en utilisant les séquences de la transcriptase inverse virale (RT) réalisées à la prise en charge des patients, comparées à la souche sensible de référence HXB2 de sous-type B.

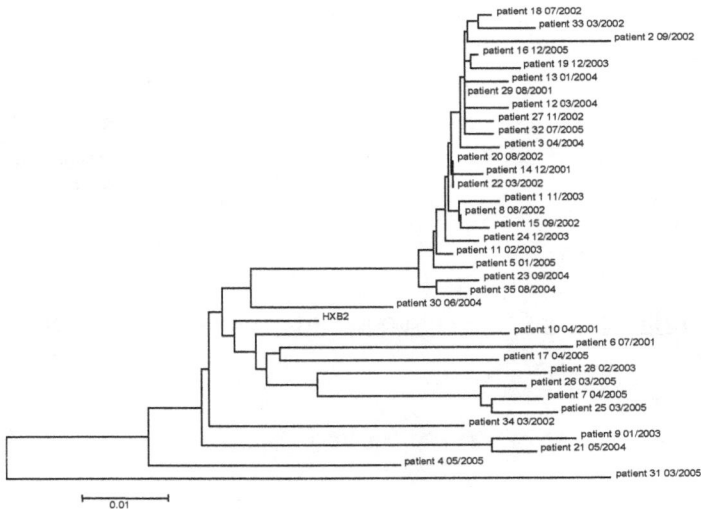

Figure 13 : Arbre phylogénique regroupant toutes les souches primorésistantes.

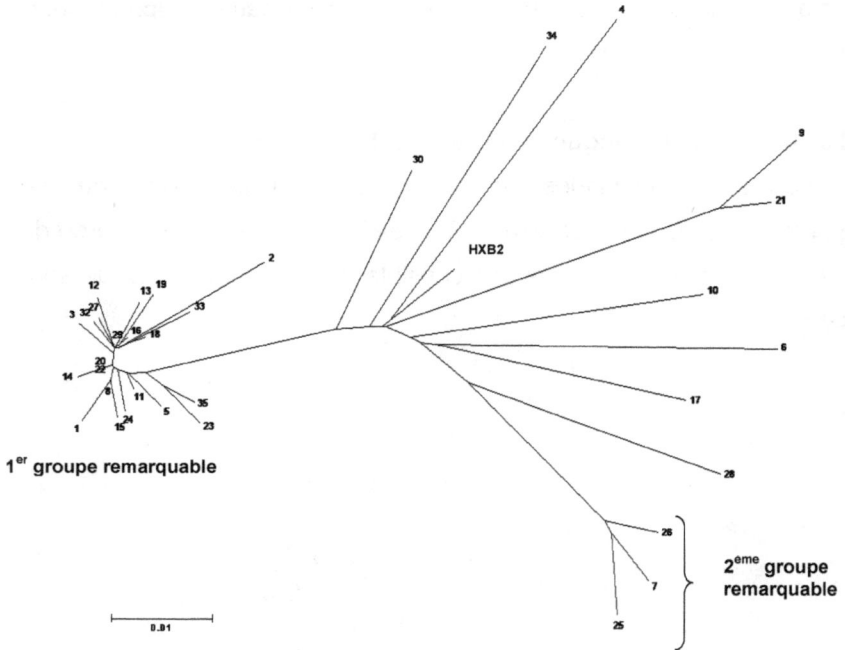

Figure 14 : Arbre phylogénique regroupant uniquement les souches de sous-type B.

Tableau XXII : Mutations initiales de résistance aux antirétroviraux dans la cohorte de Reims

GENE PATIENT	M41L	D67E	Insertion 68/69	T69N	T69S	K70R	L210P	L210M	L210W	T215A	T215D	T215S	T215Y	K101R	K103N	K103S	G190A	L10V	L10I	I13V	I15V	K20I	L33V	E35D	E35G	M36I	M36L	K45R	R48I	I62V	L63A	L63P	L63T	H69K	H69N	H69R	A71V	G73S	V77I	I84V	L89M	L90M

I.2.4. Profil de résistances aux différentes classes d'antirétroviraux

Pour les 35 patients porteurs de souches virales primorésistantes, nous avons observé sur le premier prélèvement le profil de résistance aux 3 classes d'antirétroviraux par patient (Tableau XXIII) et au total (Fig. 15).

Tableau XXIII : Profils de résistance aux différentes classes d'antirétroviraux par patient.

PATIENT	INTI	INNTI	IP
1		■	
2		■	
3		■	
4	▨		
5		■	
6	■		
7		■	
8		■	
9	▨		
10	■	■	■
11		■	
12		■	
13		■	
14		■	
15		■	
16		■	
17	▨		
18		■	
19		■	
20		■	
21	▨		
22		■	
23		■	
24		■	
25		■	
26		■	
27		■	
28		■	
29		■	
30			■
31			■
32		■	
33		■	
34		■	
35		■	

■ RESISTANCE
▨ RESISTANCE POSSIBLE

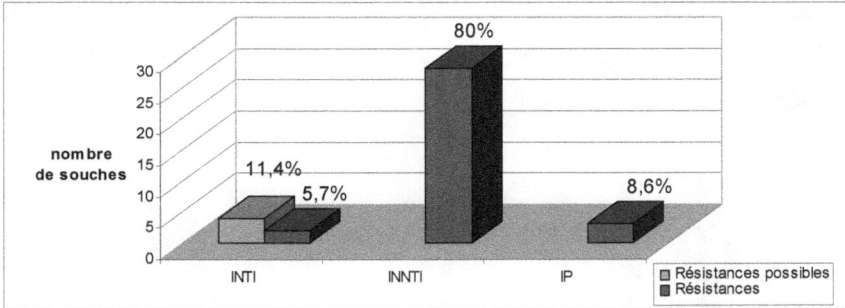

Figure 15 : Profils de résistance aux différentes classes d'antirétroviraux.

Les pourcentages correspondent au nombre de souches résistantes rapporté au nombre total de patients primorésistants.

Trente quatre souches sur 35 (97,1%) ont été classées résistantes à 1 seule classe.

Une seule souche a été classée résistante aux 3 classes d'antirétroviraux (patient 10). A noter que les génotypes de résistance aux IF n'ont pas été réalisés car les inhibiteurs de fusion n'étaient pas utilisés couramment entre 2001 et 2005.

I.2.5. Profil de résistance aux différentes molécules antirétrovirales
Pour chacun des 35 patients porteurs de souches virales primorésistantes, nous avons observé à partir du prélèvement à la prise en charge les résistances aux différentes molécules antirétrovirales (Figures 16, 17 et 18) et nous avons calculé la fréquence de chacune d'elles.

I.2.5.1. Résistance aux INTI (6 patients)
Le patient 6 était porteur de souches résistantes à tous les INTI (AZT, ddI, d4T, ABC, 3TC/FTC et TDF).

Le patient 10 était porteur de souches résistantes à l'AZT, au ddI et à la d4T. Les patients 4, 9, 17 et 21 étaient porteurs de souches résistantes possibles à l'AZT et à la d4T.

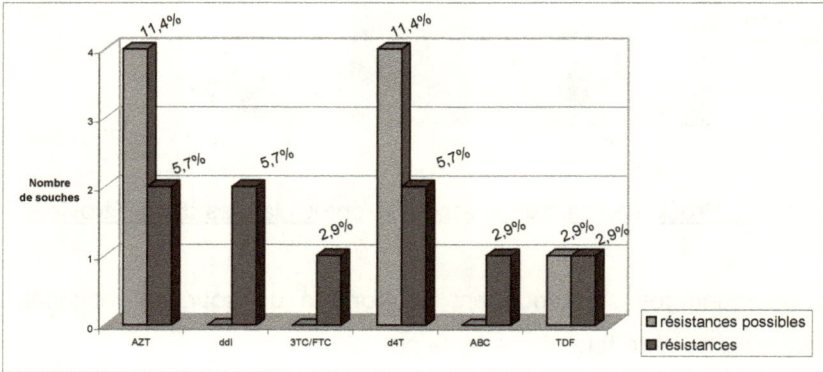

Figure 16 : Profils de résistance aux différentes molécules de la classe des INTI. Les pourcentages correspondent au nombre de souches résistantes aux INTI rapporté au nombre total de patients primorésistants.

I.2.5.2. Résistance aux INNTI (28 patients)

Les 28 patients sont à la fois résistants à l'efavirenz et à la névirapine.

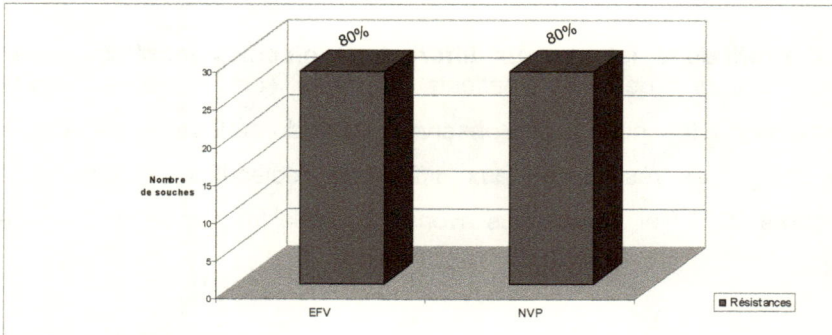

Figure 17 : Profils de résistance aux différentes molécules de la classe des INNTI. Les pourcentages ont été obtenus en rapportant le nombre de souches résistantes aux INNTI au nombre total de patients primorésistants.

I.2.5.3. Résistance aux IP (3 patients)

Le patient 10 était porteur de souches résistantes à IDV/r, SQV/r, NFV et ATV/r.

Le patient 30 était porteur de souches résistantes à IDV et NFV.

Le patient 31 était porteur de souches résistantes à IDV et résistantes possibles à TPV/r.

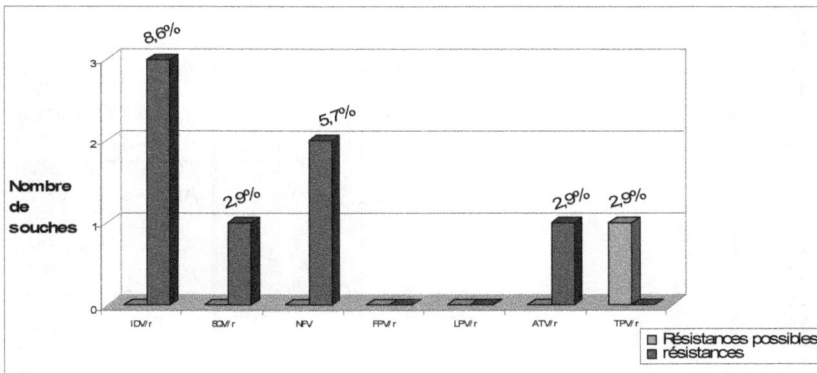

Figure 18 : Résistances et résistances possibles aux différentes molécules de la classe des IP. Les pourcentages ont été obtenus en rapportant le nombre de souches résistantes aux INNTI au nombre total de patients primorésistants.

I.3. Traitements administrés en première intention chez les patients porteurs de souches virales primorésistantes

Dans notre cohorte, 9 patients n'ont pas été traités.

Les 26 patients restants ont reçu différents schémas thérapeutiques.

Dans le tableau XXIV, les traitements administrés en première intention sont associés aux profils de résistances/résistances possibles des souches.

Tableau XXIV: Première ligne de traitement et profils de primorésistance des 26 patients traités.

PATIENTS	R.INTI	Résistance aux INTI et INNTI		Résistances IP	Traitement de première ligne
		RP.INTI	R.INNTI		
3			EFV NVP		TDF - FTC - FPV/r
4		AZT d4T			TDF - FTC - EFV
5			EFV NVP		AZT - 3TC - LPV/r
6	Tous INTI				SQV - LPV/r
8			EFV NVP		TDF - FTC - FPV/r
9		AZT d4T			ABC - 3TC - FPV/r
11			EFV NVP		ABC - 3TC - T20
13			EFV NVP		AZT - 3TC - IDV/r
14			EFV NVP		AZT - 3TC - IDV/r
15			EFV NVP		AZT - 3TC - IDV/r
16			EFV NVP		AZT - 3TC - LPV/r
17		AZT d4T			TDF - FTC - LPV/r
20			EFV NVP		ABC - 3TC - LPV/r
21		AZT d4T			ddI - 3TC - EFV
23			EFV NVP		AZT - 3TC - FPV/r
24			EFV NVP		AZT - 3TC - LPV/r
25			EFV NVP		TDF - FTC - FPV/r
26			EFV NVP		AZT - 3TC - LPV/r
27			EFV NVP		ABC - 3TC - LPV/r
28			EFV NVP		AZT - 3TC - LPV/r
29			EFV NVP		AZT 3TC FPV/r
30				IDV NFV	AZT - 3TC - LPV/r
32			EFV NVP		TDF - FTC - FPV/r
33			EFV NVP		AZT - 3TC - IDV/r
34			EFV NVP		AZT - 3TC - LPV/r
35			EFV NVP		AZT - 3TC - LPV/r

II. Evolution des paramètres immunovirologiques

Un suivi de l'évolution des paramètres immunovirologiques a été réalisé chez tous les patients porteurs de souches primorésistantes.

II.1. Patients traités (26 patients)

II.1.1. Groupe 1 : patients traités au moment de la prise en charge (9 patients) (Figures 19 et 20)

Le nombre de CD4 a augmenté à partir de M0 de 231 CD4/mm³ à 3 mois et de 301 CD4/mm³ à 6 mois en moyenne.

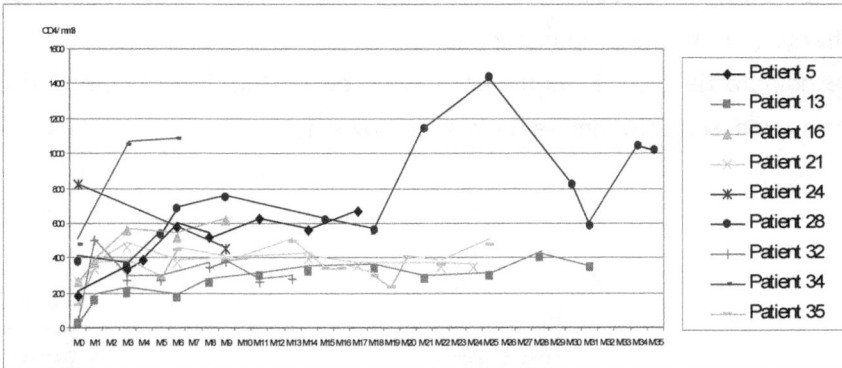

Figure 19 : Evolution du nombre de CD4 des patients du groupe 1

M0= début du traitement.

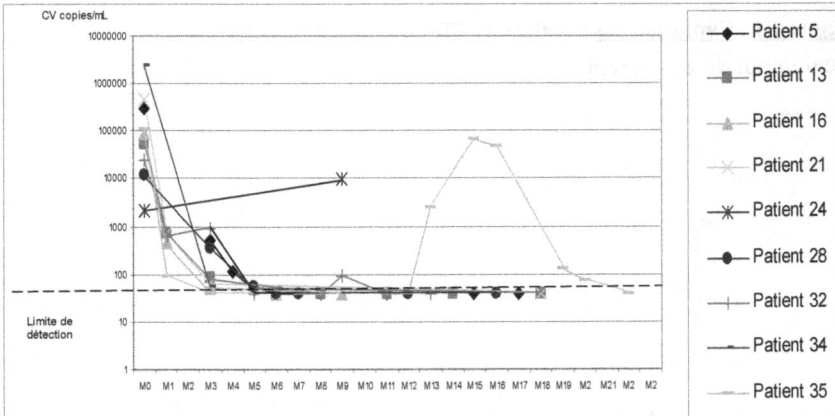

Figure 20 : Evolution des charges virales plasmatiques patients du groupe 1.

M0 = début du traitement.

---- **= limite de détection de la charge virale plasmatique (CVP) à 40 copies/mL.**

II.1.2. Groupe 2 : patients traités entre 1 et 6 mois après la prise en charge (5 patients) (Figures 21 et 22)

Le nombre de CD4 a augmenté à partir de M0 de 200 CD4/mm³ à 3 mois et de 177 CD4/mm³ à 6 mois en moyenne.

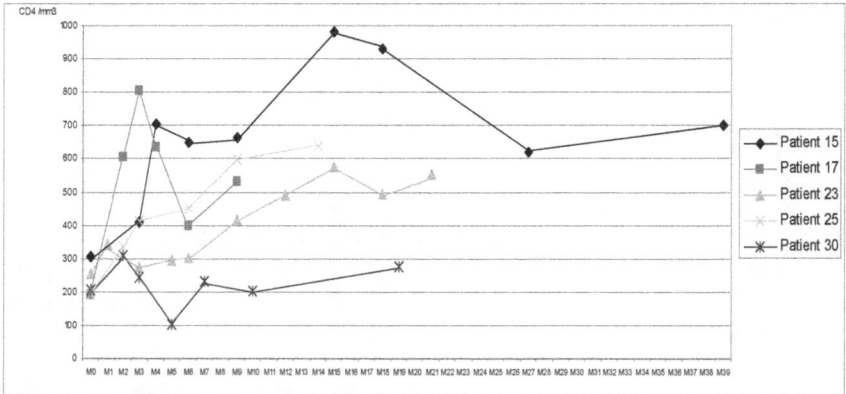

Figure 21 : Evolution du nombre de CD4 des patients du groupe 2.
M0 = début du traitement.

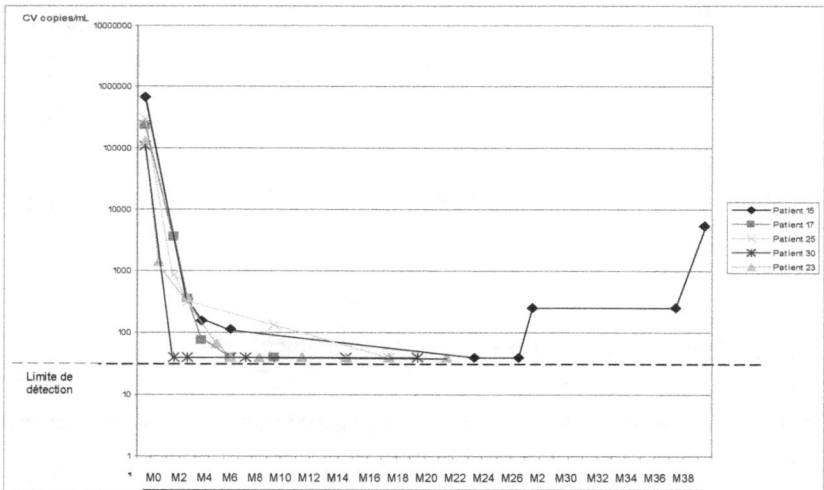

Figure 22 : Evolution des charges virales plasmatiques patients du groupe 2.
M0 = début du traitement. ----= limite de détection de la CVP à 40 copies/mL.

II.1.3. Groupe 3 : patients traités entre 6 et 24 mois après la prise en charge (5 patients) (Figures 23 et 24)

Le nombre de CD4 a augmenté à partir de M0 de 276 CD4/mm³ à 3 mois et de 368 CD4/mm³ à 6 mois en moyenne.

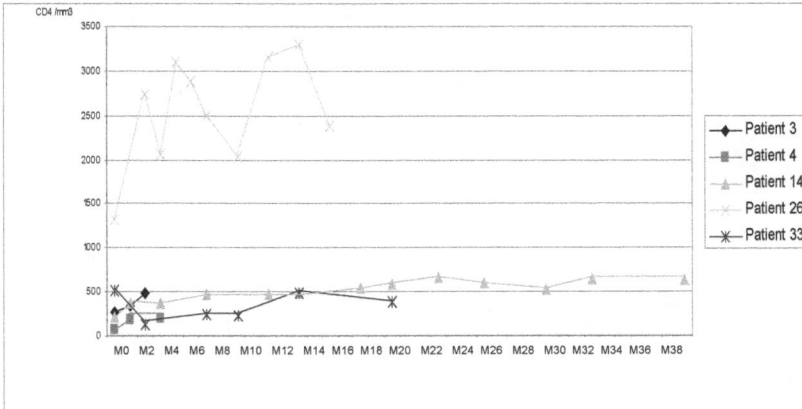

Figure 23 : Evolution du nombre de CD4 des patients du groupe 3.
M0 = début du traitement.

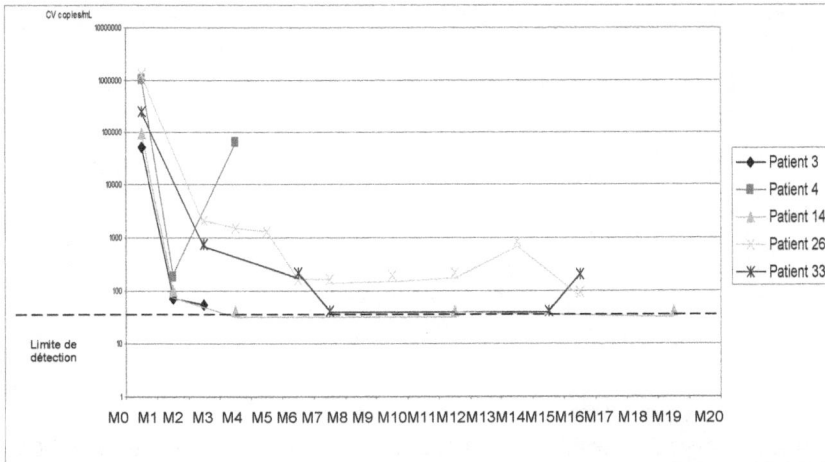

Figure 24 : Evolution des charges virales plasmatiques patients du groupe 3.
M0 = début du traitement. ‾‾‾‾ = **limite de détection de la CVP à 40 copies/mL.**

II.1.4. Groupe 4 : patients traités au-delà de 24 mois après la prise en charge (7 patients) (Figures 25 et 26)

Le nombre de CD4 a augmenté à partir de M0 de 110 CD4/mm³ à 3 mois et de 214 CD4/mm³ à 6 mois en moyenne.

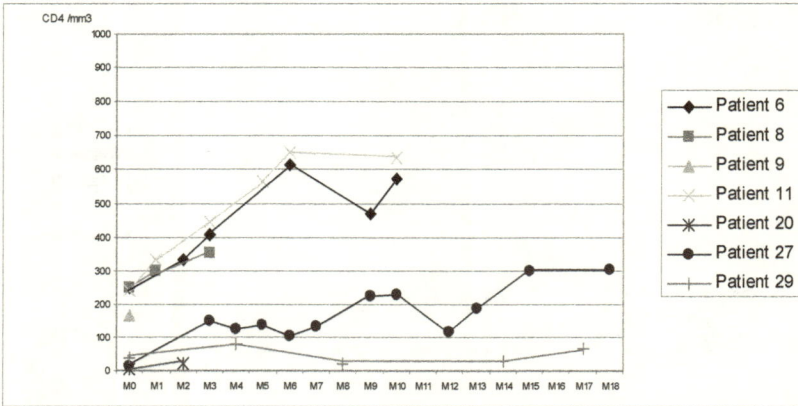

Figure 25 : Evolution du nombre de CD4 des patients du groupe 4.
M0 = début du traitement.

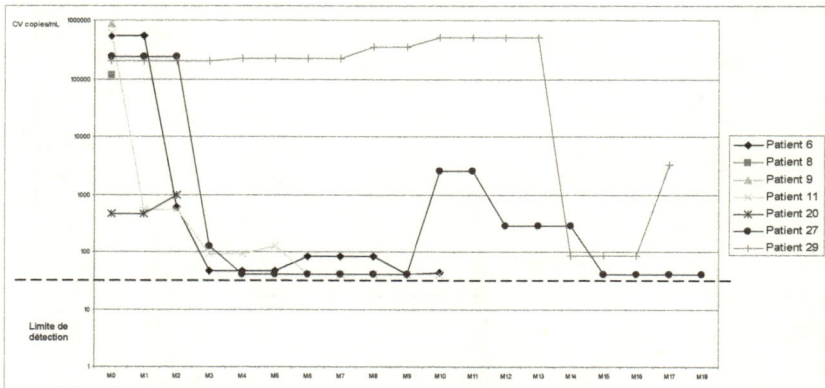

Figure 26 : Evolution des charges virales plasmatiques patients du groupe 4.
M0 = début du traitement.
---- = limite de détection de la CVP à 40 copies/mL.

II.2. Patients non traités (9 patients)

Les paramètres immunovirologiques ont été mesurés chez les 9 patients non traités (patients 1, 2, 7, 10, 12, 18, 19, 22 et 31) à partir de la date de leur prise en charge (Figure 27 et Figure 28).

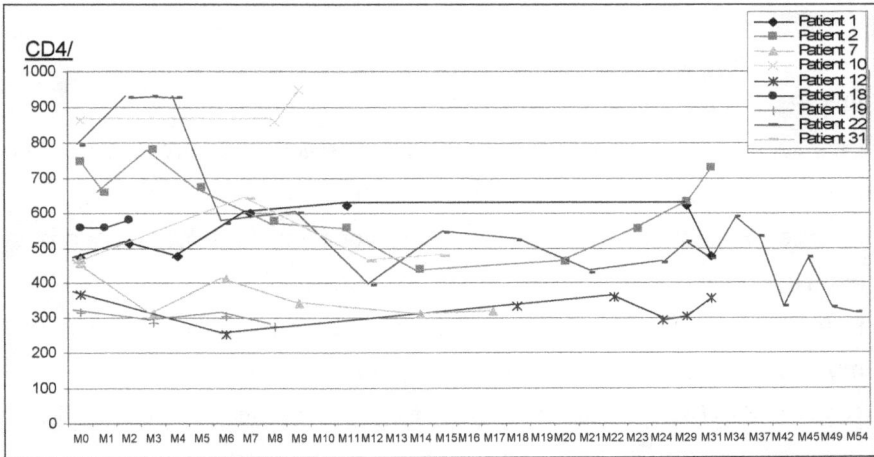

Figure 27 : Evolution du nombre de CD4 par patient non traité.
M0 = début de la prise en charge.

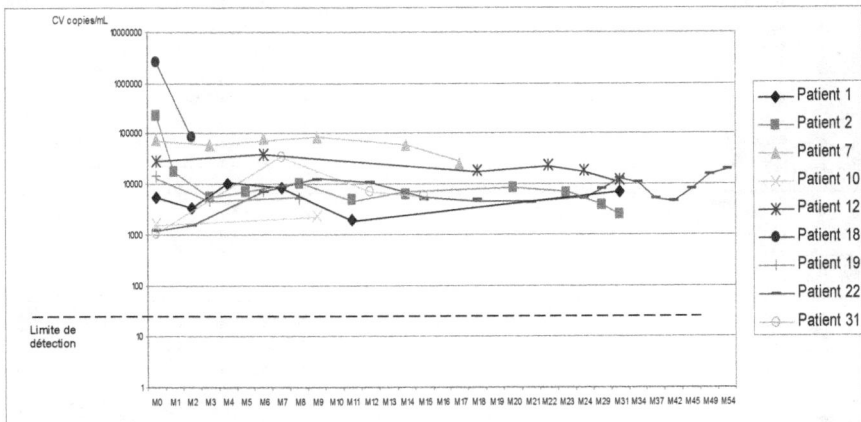

Figure 28 : Evolution des charges virales plasmatiques par patient non traité.
M0 = début de la prise en charge.- - - ⊏ limite de détection de la CVP à 40 copies/mL.

III. Evolution des mutations de résistance

Au cours de cette étude rétrospective, nous avons suivi l'évolution des mutations de résistance aux antirétroviraux de 20 patients porteurs de souches primorésistantes disposant d'au moins deux génotypages de résistance.

III.1. Patients traités (12 patients)

Le suivi de l'évolution des mutations de résistance a été réalisé sur une moyenne de 31,1 mois (5-53 mois).

Pour les patients 3, 8, 9 et 30, aucune variation dans les mutations et dans les profils de résistance n'a été constatée.

Pour les patients 6, 11,14, 15, 26, 27, 29 et 33, une évolution des mutations de résistance a été observée (Tableau XXV).

Tableau XXV : Evolution des mutations de résistances chez 8 patients traités.

PATIENT	DATE	M41	D67	ins68/69	M184	L210	T215	K101	K103	G190	M230	L10	I13	I15	E35	M36	L63	H69	T74
6		M41	D67	ins68		L210	T215												
	07.2001	L	E	/69	-	W	Y	-	-	-		-	-	-	-	-	L63P	-	-
	09.2001	#	#	#	-	#	#	-	-	-		-	-	-	-	-	#	-	
			D67 G				T215												
	01.2004	#	G	#		#	S	-	-	-		-	-	-	-	M38I	#		
ttt 20.03.200 5	06.2004	#	#	#	-	#	#	-	-	-		-	I13V	-	-	#	#		
	08.2004	#	#	#	-	#	#	-	-	-		-	#	-	-	#	#	-	T74P
11								K101 R	K103 N			L10V		I15V	E35 D	M36I	L63P		
	02.2003	-	-	-	-	-	-	R	N	-	-	L10V	-	I15V	D	M36I	L63P	-	-
	05.2003	-	-	-	-	-	-	#	#	-	-	#	I13V	#	#	#	#	-	-
	10.2003	-	-	-	-	-	-	#	#	-	-	#	#	#	#	#	#	-	-
	03.2004	-	-	-	-	-	-	#	#	-	-	#	#	#	#	#	#	-	-
	07.2004	-	-	-	-	-	-	#	#	-	-	#	#	#	#	#	#	-	-
						L210 F													
	11.2004	-	-	-	-	F	-	#	#	-	-	#	#	#	#	#	#	-	-
	05.2005	-	-	-	-	#	-	#	#	-	-	#	#	#	#	#	#	-	-
ttt 10.10.200 5	09.2005	-	-	-	-	#	-	#	#	-	-	#	#	#	#	#	#	-	-
	11.2005	-	-	-	-	#	-	#	#	-	-	#	#	#	#	#	#	-	-
14		M41						K101 R	K103 N			L10V	I13V	I15V		M36I	L63P		
	12.2001	L	-	-	-	-	-	R	N	-	-	L10V	I13V	I15V	-	M36I	L63P	-	-
	02.2002	-	-	-	-	-	-	#	#	-	-	#	#	#	-	#	#	-	-
	09.2002	-	-	-	-	-	-	#	#	-	-	#	#	#	-	#	#	-	-
ttt 21.05.200 3	01.2003	-	-	-	-	-	-	#	#	-	-	#	#	#	-	#	#	-	-
	04.2003	-	-	-	-	-	-	#	#	-	-	#	#	#	-	#	#	-	-
15								K101 R	K103 N			L10V	I13V	I15V		M36 L	L63P		
	09.2002	-	-	-	-	-	-	R	N	-	-	L10V	I13V	I15V	-	L	L63P	-	-
ttt 17.01.200 3	12.2002	-	-	-	-	-	-	#	#	-	-	#	#	#	-	#	#	-	-
	03.2003	-	-	-	-	-	-	#	#	-	-	#	#	#	-	#	#	-	-
					M18 4V														
	03.2006	-	-	-	4V	-	-	#	#	-	-	#	#	#	-	#	#	-	-
26										G190 A									H69N
	03.2005	-	-	-	-	-	-	-	-	A	-	-	-	-	E35D	-	L63P	-	-
	06.2005	-	-	-	-	-	-	#	-		-	-	-	-	#	-	#	#	-
ttt 23.08.200 5	08.2005	-	-	-	-	-	-	#	-		-	-	-	-	#	-	#	#	-
	12.2005	-	-	-	-	-	-	#	-		-	-	-	-	#	-	#	#	-
		M41			M18 4I						M23 0I								
	09.2006	L	-	-	4I	-	-	#	-		0I	-	-	-	#	-	#	#	-

							K101R	K103N			L10V	I13V	I15V	E35D	M36I	L63P		
27	11.2002	-	-	-	-	-	K101R	K103N	-	-	L10V	I13V	I15V	E35D	M36I	L63P	-	-
ttt	03.2005	-	-	-	-	-	-	#	-	-	#	#	#	#	#	#	-	-
27.04.200 5	02.2006	-	-	-	M184V	-	-	#	-	-	#	#	#	#	#	#	-	-
29	08.2001	-	-	-	-	-	K101R	K103N	-	-	L10V	I13V	I15V	E35D	M36I	L63P	-	-
	12.2001	-	-	-	-	-	#	#	-	-	#	#	#	#	#	#	-	-
	04.2002	-	-	-	-	-	#	#	-	-	-	#	#	#	#	#	-	-
	10.2002	-	-	-	-	-	#	K103S	-	-	L10V	-	#	#	#	#	-	-
	01.2004	-	-	-	-	-	#	#	-	-	#	-	#	#	#	#	-	-
	08.2004	-	-	-	-	-	#	#	-	-	#	-	#	#	#	#	-	-
ttt 02.04.200 5	03.2005	-	-	-	-	-	#	#	-	-	#	-	#	#	#	#	-	-
	07.2005	-	-	-	-	-	#	#	-	-	#	-	#	#	#	#	-	-
	01.2006	-	-	-	-	-	#	#	-	-	#	-	#	#	#	#	-	-
33	03.2002	-	-	-	L210F	-	K101R	K103N	-	-	L10V	I13V	I15V	E35D	M36I	L63P	-	-
ttt 09.02.200 4	05.2002	-	-	-	-	#	-	#	#	-	-	#	#	I15V	#	#	#	-	-
	04.2004	-	-	-	-	#	-	#	#	-	-	#	#	-	#	#	#	-	-

ttt = date de début du traitement
\# = présence de la même mutation que celle située une case plus haut
- = absence de mutation

III.2. Patients non traités (7 patients)

Un suivi génotypique a été réalisé chez ces patients sur une durée moyenne de 19,4 mois (2-45 mois).

Aucune modification dans les profils de résistance n'a été constatée chez les patients 1, 2, 7, 10, 12, 19 et 22.

DISCUSSION

I. Prévalence de la primorésistance aux antirétroviraux

I.1. Prévalence globale

Dans la population des 139 patients positifs pour le VIH-1, naïfs de tout traitement antirétroviral et pris en charge à Reims de 2001 à 2005, nous avons sélectionné 132 patients.

Une étude des mutations de résistance a été effectuée sur la première analyse génotypique des souches virales de ces patients au moment de la prise en charge et a montré que le nombre de patients porteurs de souches virales résistantes à au moins une classe antirétrovirale était de 35 patients, donnant un taux de prévalence globale de 26,5%.

Bien que le taux d'exhaustivité n'ait pas été calculé pour tous les patients pris en charge entre 2001 et 2004, si l'on compare ce taux de prévalence à celui observé dans les études françaises, européennes et nord-américaines, où les souches de sous-type B restent majoritaires, nous constatons qu'il est supérieur.

En effet, l'étude française PRIMO/ODYSSEE [20] a établi le taux de prévalence des primorésistances aux antirétroviraux chez les nouveaux patients VIH-1 positifs diagnostiqués à partir de données recueillies de différentes régions de France. La moitié des prélèvements provenaient de la région Parisienne. Le taux de prévalence trouvé a été évalué à 12% pour les patients récemment infectés et 1,7% pour les patients chroniquement infectés.

Les études réalisées dans les différents pays européens et les études multicentriques européennes [57, 58] ont montré également un taux de prévalence proche de la moyenne française ou plus faible, quelque soit l'année considérée, à l'exception de la valeur de 21% (tableau XXVI) retrouvée au Royaume Uni en 2002-2003 [52].

A noter cependant le faible taux de prévalence observé au Danemark [32] et sur la côte ouest Suédoise [2].

Les études réalisées sur le continent nord-américain [30, 5, 50] montrent également des taux de prévalence proches de la moyenne européenne, à l'exception de l'étude effectuée dans la ville de San Diego [51], où le taux de prévalence à 24,5% est plus proche de celui que nous avons observé dans la cohorte rémoise.

Une étude réalisée dans l'archipel de Sao Tomé-et-Principe situé dans le golfe de Guinée, où le sous-type non-B de VIH-1 représente environ la moitié des cas, a montré que le taux de prévalence des virus primorésistants faible est du vraisemblablement à un accès limité aux antirétroviraux pour cette population.

Le tableau XXVI résume les différents taux de prévalence observés dans les différentes études chez des patients nouvellement diagnostiqués.

Tableau XXVI : Taux de prévalence des primorésistances aux antirétroviraux dans différentes études

Pays	Période	Nombre de patients	Taux de prévalence observé (%)	Référence
France	2001-2002	303 PI + 363 CHR	12 (PI) + 1,7 (CHR)	Descamps D et al, 2005 [20]
Belgique	2003-2005	223	10,8	Vercauteren J et al, 2006 [55]
Allemagne	2001-2005	178	13	Kücherer C et al, 2006 [33]
Espagne	1997-2001	209	6,7	Guerrero et al, 2005 [29]
Espagne	2001-2005	310	8,7	Perez-Alvarez LL et al, 2006 [47]
Royaume Uni	1996-1997	310	10	UK HIV Drug Resistance Database, 2003 [52]
Royaume Uni	2002-2003	161	**21**	UK HIV Drug Resistance Database, 2003 [52]
Royaume Uni	2004-2005	200	7	Booth C et al, 2006 [8]
Danemark	2000-2004	690	3,9	Jørgensen LB et al, 2006 [32]
Suède (ouest)	2000-2005	85	0	Arvidson N et al, 2006 [2]
Grèce	1999-2000	25	0	Magiorkinis et al, 2002 [38]
Grèce	2002-2003	101	9	Paraskevis D et al, 2005 [44]
Grèce	2002-2005	213	9,4	Paraskevis D et al, 2006 [45]
Europe	1996-2002	2208	10,4	Wensing AMJ et al, 2005 [57]
Europe	2002-2003	1083	9,1	Wensing et al, 2006 [58]
Canada	2000-2001	715	8,1	Jayaraman et al, 2006 [30]
Etats-Unis	1997-2001	1082	8,3	Bennett et al, 2002 [5]
Etats-Unis	2000-2004	1795	10	Ross LL et al, 2006 [50]
San Diego (EU)	2005	106	**24,5**	Smith D et al, 2006 [51]
Sao Tome-et-Principe	2004-2005	48	2,1	Bonfim I et al, 2006 [7]

CHR = infection chronique
PI = primo-infection

I.2. Prévalence annuelle

Le taux de prévalence annuelle calculé pour les années 2001, 2002, 2003, 2004 et 2005 a donné des valeurs respectivement de 23,5%, 30% ,27,3%, 25% et 25,7%.

Le taux d'exhaustivité des primorésistances au cours de l'année 2005 a été évalué à 83,3%.

A l'instar de l'évolution des taux de prévalence annuelle observés en Belgique [55], au Royaume Uni [52] et au Danemark [32], l'évolution des taux de prévalence annuelle dans la cohorte de Reims semble stable. Cependant, cette stabilité à Reims est dans des valeurs hautes comparées aux valeurs des autres pays cités (Tableau XXVII).

En 2005, la valeur (24,5%) obtenue dans l'étude réalisée pour l'année 2005 à San Diego est très proche de celle obtenue dans notre cohorte en 2005. Au contraire, celle observée en Belgique est plus basse (5,4%).

Tableau XXVII : Taux de prévalence annuelle des primorésistances aux ARV.

Pays	Année	Nombre de patients	Taux de prévalence observé (%)	Référence
Belgique	2003	74	10,8	Vercauteren J et al, 2006 [55]
	2004	75	16	
	2005	74	5,4	
Royaume Uni	1998	306	9	UK HIV Drug Resistance Database, 2003 [52]
	1999	342	11	
	2000	430	16	
	2001	476	14	
Danemark	2000		1,9	Jørgensen LB et al, 2006 [32]
	2001		4,9	
	2002		5	
	2003		5,4	
	2004		2,3	
San Diego (EU)	2005	106	24,5	Smith D et al, 2006 [51]

I.3. Profils génotypiques des souches primorésistantes

L'étude des profils génotypiques de résistance aux différentes molécules antirétrovirales a montré que la classe la plus impactée par la primorésistance est celle des INNTI avec 80% (28/35) de souches atteintes (K101R à 60%, K103N à 54,3%, K103S à 17,1% et G190A à 8,6%).

Une étude belge [55] de 2003 à 2005, une étude grecque [45] de 2002 à 2005 et deux études européennes, respectivement de 1996 à 2002 [57] et en 2002-2003 [58] ont montré une prédominance du taux de primorésistance aux INTI par rapport au autres classes antirétrovirales.

L'étude française portant sur les cohortes PRIMO et ODYSSEE [20] a montré une prédominance des résistances aux INTI dans les deux cohortes.

La forte prévalence des résistances aux INNTI dans notre cohorte peut s'expliquer en analysant les arbres phylogéniques.

En effet, on observe que la souche de sous-type non-B est bien isolée des autres souches sur le plan phylogénétique (Figure 13) et que pour les 34 patients porteurs de souches de sous-type B, on distingue deux groupes remarquables (Figure 14).

Le premier groupe remarquable est composé de 22 souches présentant en majorité une mutation K103N (16/22) ou une mutation K103S (6/22), ce qui suggère ces patients ont été infectés par la même souche ou une souche très proche.

Ce premier groupe remarquable explique la forte prévalence des primorésistances à dans la cohorte en général et la forte prévalence des primorésistances aux INNTI, en particulier.

Le deuxième groupe remarquable (patients 7, 25 et 26) est formé par une famille dont le nouveau né a été contaminé par voie materno-foetale. Les souches de ces patients portent la mutation G190A entraînant une résistance de classe aux INNTI.

Le diagnostic des parents et du nouveau-né n'a été réalisé qu'après l'accouchement.

Ce deuxième groupe ne fait qu'accentuer notre forte prévalence de primorésistance aux INNTI.

Les patients 9 et 21 sont rassemblés au niveau de l'arbre car ils portent chacun au niveau de leurs souches virales une seule mutation qui est commune (T215D).

Les autres patients sont isolés les uns des autres. La souche virale du patient 10 est résistante aux 3 classes d'antirétroviraux testés. La souche virale du patient 6 porte sur le gène de la reverse transcriptase une insertion SV en position 68/69.

II. Evolution de la réponse immunovirologique

II.1. Patients non traités (9 patients) (Figure 27 et 28)

Pour la majorité de ces patients (2, 7, 10, 12 et 19), les paramètres immunovirologiques sont restés stables au cours de notre suivi.

Pour 3 patients (1, 22 et 31), des augmentations ponctuelles de la CVP ont été provoquées par des pathologies aigues (pneumonie, bronchite, poussée d'herpès).

La CVP du patient 18 a diminué de façon significative (divisée par 30) à 2 mois de traitement (noté M2), mais le patient a été perdu de vue à partir de cette date.

Le nombre de CD4 des patients dont le premier prélèvement était inférieur à 500 CD4/mm³ est resté stable pendant notre suivi et leur évolution clinique a été satisfaisante.

Chez 4 patients le nombre de CD4 sur le premier prélèvement était supérieur à 500 CD4/mm³ : chez 2 patients, il a diminué progressivement et chez 2 patients, il est resté stable.

Chez les 9 patients non traités, la valeur des CD4 est restée au dessus d'un seuil de 250 CD4/mm³ au cours du suivi.

L'indication de traitement n'a pas été posée en raison de paramètres cliniques et immunovirologiques ne nécessitant qu'une surveillance rapprochée.

Une étude réalisée de 1996 à 2004 chez des patients primorésistants non traités pendant le suivi [28] a montré qu'un nombre de CD4 inférieur à 500/mm³ au moment du diagnostic chez les primoinfectés était fortement associé à un risque accru de progression de la maladie dans les 2 ans. Dans notre cohorte, les patients 1 ,10 et 19 récemment infecté au moment de la prise en charge et pour lesquels le nombre de CD4 était < 500/mm³ ont été suivis respectivement pendant 31 mois, 9 mois et 8 mois. Ils ont eu une évolution satisfaisante.

II.2. Patients traités
II.2.1. Evolution des paramètres immunovirologiques
D'après Yeni [59], le nombre de CD4/mm³ et la CVP à 6 mois d'une première ligne de traitement sont des indicateurs de succès du traitement et ont un rôle pronostique sur la progression clinique.

Si l'on observe l'évolution des paramètres immunovirologiques des patients traités du groupe 1(Figures 19 et 20), du groupe 2 (Figures 21 et 22), du groupe 3 (Figures 23 et 24) et du groupe 4 (Figures 25 et 26), on remarque que :

Cinq patients parmi les 26 patients traités n'ont pas eu de suivi immunovirologique à M6 du traitement car :

- La CVP du patient 3 est devenue indétectable dès M2. Le suivi des paramètres immunovirologiques a cessé d'être réalisé au laboratoire de virologie de Reims dès cette date.

- La CVP du patient 4 a baissé de façon significative à M1 sans jamais devenir indétectable puis a augmenté dès M3 en raison de l'arrêt du traitement pour une intervention chirurgicale lourde. Le traitement a été repris à M4. Le suivi immunovirologique a cessé d'être réalisé au CHU de Reims dès cette date.

- Les patients 8 et 9 ont été traités récemment. Nous n'avons donc pas assez de recul pour étudier l'évolution de leurs paramètres immunovirologiques.

- Le patient 20 a été perdu de vue pendant 4 ans. Un traitement a été débuté récemment car le patient a développé une pathologie opportuniste avec des valeurs de CD4 inférieures à 20/mm³ et une charge virale plasmatique inférieure à 1000 copies/mL.

Vingt et un patients parmi les 26 traités ont eu un suivi immunovirologique à 6 mois.

La charge virale plasmatique a diminué de façon significative chez 17 d'entre eux entre le dosage pré-thérapeutique à M0 et le dosage à 6 mois de traitement (M6), devenant indétectable. Le nombre de CD4 a augmenté en moyenne de 264 CD4/mm³

Il s'agit des patients 3, 5, 6, 11, 13, 14, 16, 17, 21, 23, 25, 27, 30, 32, 33, 34, et 35. Chez le patient 6, un blip au niveau de la CVP est survenu à M6 sans raison retrouvée, l'ajout de ritonavir pour améliorer la pharmacocinétique du traitement à base d'IP a permis de rendre la CVP indétectable à M9 de traitement.

Un échec virologique à 6 mois a été observé chez 4 patients (15, 24, 26 et 29).

- La CVP du patient 15 n'est devenue indétectable qu'à M8 jusqu'à M28 augmentant progressivement dès cette date. La décision d'arrêter le traitement a été prise au bout de 34 mois de traitement en raison d'une observance médiocre.

- La CVP du patient 24 n'a jamais été indétectable au cours du suivi. Les valeurs de CD4 ont diminué. La décision d'arrêter le traitement a été prise cette date pour mauvaise observance. Le patient est perdu de vue.

- La CVP du patient 29 a diminué à partir de M13, sans jamais devenir indétectable. La valeur de CD4 la plus élevée a été observée à M4, elle était de 78 CD4/mm3. L'observance était médiocre.

- la CVP du patient 26 a diminué progressivement sans jamais devenir indétectable. Ce patient a été traité 8 mois après sa contamination en partant de valeurs de CVP très élevées. Un blip est observé à M10 et à M12 avec une augmentation concomitante du nombre de CD4.

Pour chacun des 4 groupes de patients traités, pour lesquels nous disposions d'un suivi à 3 et 6 mois, le nombre moyen de CD4/mm^3 a augmenté à ces deux périodes, témoignant d'une évolution favorable sous traitement.

Quelques précisions supplémentaires sont apportées pour expliquer l'évolution immunovirologique de 7 patients :

- La CVP du <u>patient 25</u> est devenue indétectable à M6. Un blip est survenu à M9, puis la CVP est redevenue indétectable à partit de M14. Le patient a signalé des oublis épisodiques dans la prise de son traitement antirétroviral.

- La CVP du <u>patient 27</u> est devenue indétectable à M4 puis a augmenté à M10 en raison d'une mauvaise observance de son traitement puis est devenue à nouveau indétectable à M15 après allègement des prises.

- Chez le <u>patient 30</u>, une chute du nombre de CD4 à 105 /mm3 observée à M5, a été contemporaine d'une diarrhée aigue.

- La CVP du <u>patient 32</u> est devenue indétectable dès M5. Un blip a été observé à M9, avec une augmentation modérée du nombre de CD4, sans raison retrouvée.

- La CVP du <u>patient 33</u> est devenue indétectable à M6 puis a augmenté à M14 en raison d'une mauvaise observance du traitement.

- Le <u>patient 34</u> est perdu de vue depuis son dernier prélèvement à M6.

- La CVP du <u>patient 35</u> est devenue indétectable dès M3 puis une augmentation a été notée à M13 suivie d'un retour à des valeurs indétectables à M22.

Le traitement a été interrompu chez ce patient à M12 pour la prise en charge d'un sarcome de Kaposi puis repris à M18. À noter que l'observance du patient était irrégulière.

II.2.2. Adéquation du traitement de première ligne au profil de primorésistance

Nous avons comparé par patient le schéma de traitement antirétroviral administré avec le profil de résistance des souches virales (Tableau XXIV).

Les schémas thérapeutiques étaient tous adaptés aux profils de résistance.

Pour la plupart des patients, le traitement a été mis en place au vu des résultats du génotypage de la souche majoritaire puisque les délais de rendu de résultats d'étude génotypique permettent une prise en charge rapide du patient.

Quelques traitements ont été administrés avant que le résultat du génotypage de la souche majoritaire ait été rendu au clinicien. Les schémas thérapeutiques ont été choisis en fonction des paramètres immunovirologiques et de l'histoire clinique du patient. Au vu du génotype réalisé, aucun schéma thérapeutique n'a du être modifié car les souches étaient sensibles aux antirétroviraux administrés de façon probabiliste.

A noter l'importance de la première ligne de traitement antirétroviral sur l'évolution de la maladie. Une étude regroupant 13 cohortes européennes et américaines conduite par Chene [15] a montré le rôle pronostique de la réponse immunovirologique à une première ligne de traitement antirétroviral. Une autre étude réalisée par Chaix [14] sur l'impact délétère de la présence de mutations de résistance sur l'évolution des charges virales plasmatiques à une première ligne de traitement antirétroviral a montré que le traitement des patients au moment de la primoinfection donne à 3 mois et à 6 mois de moins bons résultats virologiques quand les souches sont résistantes.

D'après Tang [52], la prise en charge d'une contamination par des virus résistants aux antirétroviraux avec une première ligne de traitement probabiliste ne tenant pas compte des résistances virales peut conduire à une réponse suboptimale. Elle peut être à l'origine d'une accumulation de nouvelles mutations [14], être associée à des échecs thérapeutiques précoces et à une progression rapide de la maladie [42].

Par ailleurs, la transmission de virus résistants limite les options thérapeutiques [1,13] et affecte l'efficacité de la prophylaxie post-exposition au VIH [57].

Au total, chez les patients traités l'évolution des paramètres immunovirologiques a été marquée par une bonne évolution de la CVP dans la majorité des cas.

Les valeurs de CD4 qui sont restées inférieures à 200/mm3 pendant le suivi ont été observées chez des patients dont la valeur initiale était très faible.

Les traitements administrés en première intention chez les patients porteurs de souches primorésistantes ont abouti à un succès thérapeutique.

Les seuls échecs virologiques observés ont été attribués à une observance médiocre ou irrégulière des traitements par les patients, ou à une retard à la prise en charge.

Aucun traitement de première intention n'a du être modifié en raison d'un échec thérapeutique attribué à une inadéquation avec le profil de résistance des souches.

III. Evolution des mutations de résistance

III.1. Chez les patients non traités

Dans une étude européenne récente CASCADE [6], des réversions de mutation ont été signalées en l'absence de pression de sélection exercée par les antirétroviraux. Dans cette étude, le profil de résistance a évolué chez 12 des 20 patients chroniquement infectés, primorésistants au moment du diagnostic de leur infection VIH et suivis sur le plan du génotype sur 15 mois sans traitement.

A contrario, il a été montré qu'en l'absence de traitement, ces mutations de résistance pouvaient persister longtemps après la contamination (> 39 mois) et faire de ces patients des sources potentielles de nouvelles contaminations en particulier chez les patients dans l'ignorance de leur diagnostic [13].

Dans notre cohorte, chez les 7 patients non traités suivis pendant 19,4 mois en moyenne, aucune modification du profil de résistance n'a été constatée en particulier chez les patients 2 et 22 pour lesquels le suivi a été de 38 et 45 mois respectivement.

Les mutations de résistance portées par ces 7 patients impactent les INNTI. Une étude sur la résistance virale aux INNTI menée par Wirden [18] a montré que ces mutations de résistance ne diminuent pas la capacité réplicative des virus et surtout persistent longtemps après l'arrêt des INNTI qui les ont induites. Cette situation correspond à ce qui se passe quand un patient est contaminé par des souches résistantes aux INNTI et va dans le sens de ce qui a été observé dans la cohorte rémoise.

III.2. Chez les patients traités

Chez 12 patients de notre cohorte, le suivi de l'évolution des mutations de résistance réalisé sur 31,1 mois en moyenne n'a montré aucune modification au niveau des profils de résistance chez 4 patients (patients 3, 8, 9 et 30).

- Le patient 3 a été traité 22 mois après le début de sa prise en charge. Un seul prélèvement a été séquencé 1 mois après le début du traitement, au-delà sa CVP est devenue indétectable. Les traitements administrés n'ont pas entraîné l'apparition de nouvelles mutations responsables de résistances à d'autres antirétroviraux.

- Les patients 8 et 9 ont été traités 45 mois et 46 mois respectivement après le début de leur prise en charge. Tous les prélèvements séquencés ont concerné la période pré-thérapeutique. Le traitement a été mis en place trop récemment pour qu'un suivi post-thérapeutique soit possible actuellement.

- Le patient 30 a été traité 6 mois après le début de sa prise en charge. Tous les prélèvements séquencés ont concerné la période pré-thérapeutique. En effet la CVP du patient est devenue indétectable dès M2 de traitement rendant impossible l'étude génotypique des souches virales.

Ces 4 patients ont eu la même évolution que les patients non traités, à savoir que leur profil de résistance ne s'est pas modifié pendant la période pré-thérapeutique en l'absence de pression de sélection antirétrovirale.

Chez seulement 8 patients, une évolution du profil de mutation de résistance a été observée (patients 6, 11, 14, 15, 26, 27, 29, et 33).

- Le <u>patient 6</u> a été traité en mars 2005, soit 50 mois après le début de sa prise en charge. Sa CVP est devenue indétectable à M3 de traitement. Tous les prélèvements séquencés datent de la période pré-thérapeutique.

Chez ce patient, l'insertion SV en position 68/69 conférant une résistance à tous les INTI est restée stable durant le suivi.

Le patient a acquis en l'absence de traitement 3 mutations mineures sur le gène de la protéase (I13V, M36I qui a ensuite disparu et T74P).

Deux mutations sur le gène de la RT se sont modifiées. Une mutation D67E mineure s'est transformée en mutation mineure D67G et une mutation majeure T215Y conférant une résistance à l'AZT et la ddI s'est modifiée en T215S mineure conférant une résistance possible à ces deux molécules.

Selon une étude réalisée par Yerly [9] sur les réversions de mutations de résistance, les mutations mineures sur le codon 215 comme la mutation T215S sont des étapes intermédiaires de la réversion d'une mutation majeure acquise T215Y vers la forme sauvage T215T en l'absence de traitement à base d'AZT. C'est ce que l'on observe pour le patient 6.

Il a été montré que des mutations ponctuelles apparaissaient à chaque cycle de réplication virale [23]. Pour notre patient, les mutations sur le gène de la protéase et de la RT sont apparues à des moments où la charge virale plasmatique du patient augmentait (passant de 36000 copies /mL en janvier 2004 à 447205 copies/mL en avril 2004 puis à 1123205 copies/mL en août 2004). Les modifications observées peuvent donc être dues à des erreurs réalisées par la RT lors de cette réplication virale active, comme cela a été suggéré dans l'étude de Wainberg [56] sur l'impact des résistances.

- Le patient 11 a été traité en octobre 2005, soit 32 mois après le début de sa prise en charge. Huit prélèvements séquencés datent de la période pré-thérapeutique. Un prélèvement à M1 est disponible. Au-delà, la CVP est indétectable.

Une mutation mineure I13V est apparue en mai 2003 sur le gène de la protéase et une mutation mineure L210F est apparue en novembre 2004 sur le gène de la RT.

Trois épisodes d'augmentation de la charge virale ont été observés au cours de son évolution, en mai 2003 puis en mars 2004 et en septembre 2005, date à laquelle le traitement a été initié. Ces mutations peuvent avoir été sélectionnées pour les mêmes raisons que celles exposées pour le patient 6. A noter que la mutation de résistance L210F est habituellement induite par un traitement par les INTI. Nous n'écartons pas l'hypothèse d'une surinfection du patient par une souche différente. Le génotype de résistance à M1 n'a pas été modifié par le traitement à base de ABC-3TC-T20.

- Le patient 14 a été traité en mai 2003, soit 17 mois après le début de sa prise en charge. Sa CVP a diminué dès M1 à une valeur inférieure à 1000 copies/mL. Tous les prélèvements séquencés datent de la période pré-thérapeutique.

Chez ce patient, une mutation M41L mineure sur le gène de la RT a réverté en février 2002. Il s'agit d'une réversion de mutation avec retour au phénotype sauvage au niveau du codon 41. C'est une évolution qui va dans le sens de ce qui a été montré dans l'étude européenne CASCADE [6], sur les réversions de mutation signalées en l'absence de pression de sélection exercée par les antirétroviraux.

- Le <u>patient 15</u> a été traité en janvier 2003, soit 4 mois après le début de sa prise en charge. Sa CVP a diminué dès M2 devenant indétectable à M8 puis a augmenté à M27 (mars 2005). Deux prélèvements pré-thérapeutiques n'ont montré aucune modification des mutations de résistance et deux prélèvements à M2 et M39 du traitement sont disponibles. En mars 2006 une mutation de résistance majeure M184V a été découverte sur le gène de le RT responsable de l'apparition d'une résistance à 3TC/FTC venue se surajouter à une résistance à EFV/NFV préexistante. Le patient a reçu dès janvier 2003 un traitement à base d'AZT-3TC-IDV/r.

La mutation de M184V est habituellement induite par l'administration de 3TC. Elle réduit les capacités réplicatives des souches de VIH qui la portent et diminue l'apparition de mutations spontanées en augmentant la fiabilité de la RT [56].

- Le <u>patient 26</u> a été traité en août 2005, soit 7 mois après le début de sa prise en charge. Trois prélèvements pré-thérapeutiques thérapeutiques n'ont montré aucune modification des mutations de résistance et deux prélèvements à M4 et M13 du début de traitement sont disponibles. Entre ces deux prélèvements la CVP était inférieure à 1000 copies/mL, un suivi plus rapproché n'a pas pu être effectué pour évaluer l'apparition des mutations de résistance. Ce patient sous AZT-3TC-LPV/r a acquis à M13 sur le gène de la RT deux mutations mineures M41L et M230I habituellement sélectionnées par l'AZT et une mutation majeure M184I sélectionnée par la 3TC, venant se surajouter à une résistance à EFV/NFV préexistante.

- Le patient 27 a été traité en avril 2005, soit 29 mois après le début de sa prise en charge.

Deux prélèvements pré-thérapeutiques n'ont montré aucune modification des mutations de résistance et un prélèvement à M11 du traitement a montré l'acquisition de la mutation M184V responsable d'une résistance supplémentaire au 3TC/FTC qui s'est surajoutée à une résistance préexistante à EFV/NVP.

Le traitement de première ligne à base de ABC-3TC-LPV/r a été modifié en juin 2005 pour toxidermie à l'ABC. L'ABC a été remplacé par du d4T.

En mai 2006, le traitement a été allégé pour mauvaise observance en remplaçant le LPV/r par du FPV/r. Le 3TC a été maintenu dans le schéma thérapeutique en raison d'avantages conférés par la mutation M184V sur l'évolution virologique et génotypique.

Contrairement à ce qui a été rapporté par Wirden [18] au sujet de la persistance des mutations impactant les INNTI, la réversion de la mutation majeure K101R a été constatée 1 mois avant le traitement, ce qui est inhabituel car cette mutation ne diminue pas les capacités réplicatives du virus et ne constitue donc pas pour lui une mutation gênante à éliminer en priorité.

- Le patient 29 a été traité en avril 2005, soit 59 mois après sa prise en charge. Le patient a refusé le traitement auparavant.

Sept prélèvements pré-thérapeutiques sont disponibles.

Sur ces 7 prélèvements, nous avons observé trente mois avant le traitement (M −30) la réversion de la mutation mineure I13V du gène de la protéase et la mutation majeure K103N s'est transformée en mutation majeure K103S, sans modifier le profil de résistance aux INNTI. A noter que la mutation K103S correspond à une étape intermédiaire entre la

113

mutation K103N et le codon sauvage K103K. Comme pour le patient 27, cette réversion de mutation est inhabituelle car la mutation ne diminue pas les capacités réplicatives du virus et ne constitue donc pas pour lui une mutation gênante à éliminer en priorité.

Trente six mois avant le traitement (M –36), la mutation mineure L10V du gène de la protéase a disparu, puis est réapparue 6 mois plus tard, soit 30 mois avant le traitement.

C'est à partir du mois d'avril 2002 (M –36 du traitement) que la charge virale a commencé à augmenter progressivement. Le virus étant dans une phase de multiplication intense, ces mutations peuvent avoir été sélectionnées pour les mêmes raisons que celles exposées pour le patient 6.

Les deux prélèvements à M4 et M8 n'ont pas montré d'évolution des mutations de résistance.

- Le patient 33 a été traité en février 2004, soit 25 mois après sa prise en charge.

Le schéma de première ligne à base d'AZT-3TC-IDV/r, a été modifié en avril 2004 pour anémie à l'AZT. Ce dernier a été remplacé par du d4T. C'est en avril 2004 que la réversion d'une mutation mineure I15V a été découverte sur le gène de la protéase. En juillet 2004, le traitement a été remplacé par TDF-3TC-ATV/r pour être allégé en raison d'une mauvaise observance.

Au total, nous notons chez les patients dont le profil génotypique de résistance a évolué au cours du temps :
- Pendant la période pré-thérapeutique des réversions de mutations en l'absence de pression thérapeutique et des sélections de mutations

pouvant être attribuées à une réplication virale active ou à une surinfection par de nouvelles souches.

- Pendant le traitement, l'acquisition de mutations de résistance au traitement instauré et une réversion de mutation.

Chez onze patients, le profil des mutations n'a pas évolué contrairement à ce qui a été constaté dans l'étude européenne CASCADE [6] où des réversions de mutation ont été signalées en l'absence de pression de sélection exercée par les antirétroviraux. Ils ont ainsi conservé les mêmes souches virales résistantes même après 45 mois de suivi devenant, comme il a été montré par Cane [13], des sources potentielles de nouvelles contaminations par des virus VIH résistants et des patients à risque d'échec thérapeutique en cas de traitement antirétroviral de première ligne inadapté au profil de résistances de leurs souches virales [14, 15, 42, 52]. Ce qui souligne l'importance de la réalisation d'un génotype de résistance chez tout patient VIH positif naïf de traitement antirétroviral, dès sa prise en charge, afin de lui assurer les meilleures chances d'une bonne évolution clinique et immunovirologique à long terme.

CONCLUSION

Dans notre étude, réalisée sur la cohorte rémoise de patients naïfs de traitement antirétroviral, le taux de prévalence des primorésistances déterminé était élevé (26,5%) en 2001-2005.

La majorité des patients de la cohorte ont été traités sur la base d'un génotype de résistance réalisé au moment de leur prise en charge étant donnée l'importance de l'efficacité du traitement de première ligne dans le pronostic des patients.

Ce génotypage a été renouvelé au moment de la décision de traiter.

L'évolution des résultats immunovirologiques des patients traités a été satisfaisante aboutissant à une indétectabilité de la charge virale dans la majorité des cas.

Les situations d'échec thérapeutique ont été induites par une mauvaise observance du traitement ou par un retard à sa mise en place, dans aucun des cas elles n'ont été le fait de résistances au traitement.

Chez la majorité des patients pour lesquels une cinétique de l'évolution des résistances par génotypage des souches virales a été réalisée, aucune modification des profils de résistance n'a été mise en évidence.

Cependant, chez certains patients des mutations de résistance ont réverté et chez d'autres patients des mutations de résistance ont été sélectionnées en l'absence de traitement ou sous traitement.

Les mutations de résistance apparues sous traitement impactaient deux antirétroviraux, l'AZT et le d4T, d'utilisation courante en première ligne de traitement.

Elles se sont surajoutées à des résistances aux INNTI. La transmission de ces souches à de nouveaux patients naïfs de traitement antirétroviral limiterait les options thérapeutiques.

Compte tenu de tous ces éléments, un génotype de résistance des souches virales réalisé au moment de la prise en charge des patients et renouvelé au moment de la décision de traiter, si celle-ci est différée, est justifié afin de garantir au patient les meilleures chances de succès thérapeutique dès la première ligne de traitement.

117

BIBLIOGRAPHIE

1. AMMARANOND P, CUNNINGHAM P, OELRICHS R, SUZUKI K,
HARRIS C, LEAS L, et al.
Rates of transmission of antiretroviral drug resistant strains of HIV-1.
J Clin Vir 2003; 26: 153-161.

2. ARVIDSON N, GISSLEN M, SVENNERHOLM B, BERGBRANT I,
OBERG S, SALL C, et al.
Prevalence of drug resistant virus among antiretroviral naive HIV-1
patients on the swedish west coast.
IVth European HIV Drug Resistance Workshop ; Monaco 2006.
Epidemiology of resistance. Abstract 25.

3. BARIN F.
Retroviridae : les virus de l'immunodéficience humaine (VIH).
In :
Virologie médicale.
MAMMETTE A.
Lyon : éditions presses universitaires de Lyon ; 2002 : 570-594.
(AZAY)

4. BARRE-SINOUSSI F.
Virologie fondamentale de l'infection VIH.
In : VIH. 6ème éd.
GIRARD PM, KATLAMA CH, PIALOUX G.
Paris : Doin ; 2004.

5. BENNETT DE, ZAIDI IF, HENEINE W, WOODS T, GARCIA-LERMA
JG, SMITH AJ, et al.
Prevalence of mutations associated with antiretroviral drug resistance
among men and women newly diagnosed with HIV in 10 US cities, 1997-
2001.
Antivir Ther 2003; 8: S133.

6. BEZEMER D, DE RONDE A, PRINS M, PORTER K, GIFFORD R,
PILLAY D, et al
Evolution of transmitted HIV-1 with drug-resistance mutations in the
absence of therapy: effects on CD4+ T-cell count and HIV-1 RNA load.
Antivir Ther 2006; 11(2): 173-8.

7. BONFIM I, SOUSA B, LIMA A, CARVALHO A, CABANAS J, NINA J, et al.
Resistance to antiretrovirals in drug-naive HIV-1 infected patients in Sao Tome e Principe.
IVth European HIV Drug Resistance Workshop; Monaco 2006.
Epidemiology of resistance. Abstract 26.

8. BOOTH C, GARCIA-DIAZ A, NEBBIA G, GERETTI A.
The risk of transmitted drug resistance clusters with the infecting HIV-1 subtype: a single centre analysis of new HIV-1 diagnoses.
IVth European HIV Drug Resistance Workshop; Monaco 2006.
Epidemiology of resistance. Abstract 11.

9. BRIONES C, PEREZ-OLMEDA M, RODRIGUEZ C, DEL ROMERO J, HERTGOS K, SORIANO V.
Primary genotypic and phenotypic HIV-1 drug resistance in recent seroconverters in Madrid.
JAIDS 2001; 26(2): 145-50.

10. BRUN-VEZINET F, WAINBERG M.
VIH : structure, multiplication et physiopathologie.
In :
Traité de virologie médicale
HUREAUX JM, NICOLAS JC, AGUT H, PEIGUE-LAFEUILLE H.
Paris : Editions ESTEM ; 2003 : 321.

11. CALVEZ V.
Zoom sur ... Les résistances aux antirétroviraux.
Neuilly-sur-Seine : division Pharma ROCHE ; 2001.
(Document procuré par le laboratoire ROCHE. 52 boulevard du parc.95521 Neuilly-sur-seine)

12. CALVEZ V, GAUTHERET-DEJEAN A, MARCELIN AG.
Virologie médicale et infection VIH.
In : VIH. 6ème éd.
GIRARD PM, KATLAMA CH, PIALOUX G.
Paris: Doin; 2004.

13. CANE PA.
Stability of transmitted drug-resistant HIV-1 species.
Curr Opin Infect Dis 2005 ; 18 : 537-542.

14. CHAIX ML, DESQULBET L, COTTALORDA J.
Sub-optimal virological response to HAART in patients treated at the time of primary HIV-1 infection and infected with resistant strains.
Antivir Ther 2005; 10: S127.

15. CHENE G.
Prognostic importance of initial response in HIV-1 infected patients starting potent antiretroviral therapy: analysis of prospective studies.
Lancet 2003 ; 362 : 679-86

16. COSTAGLIOLA D, MORAND-JOUBERT L, ASSOUMOU L, BRODARD V, PLANTIER JC, DELAUGERRE C, et al.
Prevalence of resistance to at least 1 drug in treated patients with viral load > 1000 copies/mL in 2004: A french nationwide study.
XXIII th Conference on Retroviruses and Opportunist Infections 2006; abstract 648.
[Consulté le 28/11/2006] Disponible à partir de URL :
http://www.retroconference.org/2006/Abstracts/26104.html

17. DELAUGERRE C, MORAND-JOUBERT L, MEYNARD JL.
Guide des résistances au cours de l'infection à VIH RESORB'S 2005.
Issy les Moulineaux : Masson ; 2005.

18. DELAUGERRE C, CHAIX ML.
Résistance du VIH aux inhibiteurs non nucléosidiques de la transcriptase inverse (INNTI).
Virologie 2006 ; 10 : 255-66.

19. DESCAMPS D, CALVEZ V, IZOPET J, BUFFET-JANVRESSE C, SCHMUCK A, COLSON P, et al.
Prevalence of resistance mutations in aniretroviral-naive chronically HIV-infected patients in 1998: A French nationwide study.
AIDS 2001 ; 15 : 1777-82.

20. DESCAMPS D, CHAIX ML, ANDRE P, BRODARD V, COTTALORDA J, DEVEAU C, et al.
French national sentinel survey of antiretroviral drug resistance in patients with HIV-1 primary infection and in antiretroviral-naive chronically infected patients in 2001-2002.
JAIDS 2005; 38(5): 545-52.

21. DUWE S, BRUNN M, ALTMANN D, HAMOUDA O, SCHMIDT B, WALTER H, et al.
Frequency of genotypic and phenotypic drug-resistance HIV-1 among therapy-naive patients of the German seroconverter study.
JAIDS 2001 ; 26(3) : 266-73.

22. FONQUERNIE L, GIRARD PM.
Classifications, définitions et facteurs prévisionnels d'évolution de l'infection VIH-1.
In :
VIH. 6ème éd.
GIRARD PM, KATLAMA CH, PIALOUX G.
Paris: Doin; 2004.

23. GERETTI AM.
HIV-1 subtypes: epidemiology and significance for HIV management.
Curr Opin Infect Dis 2006; 19: 1-7.

24. GHOSN J, VIARD JP, KATLAMA C, DE ALMEIDA M, TUBIANA R, LETOURNEUR F, et al.
Evidence of genotypic resistance diversity of archived and circulating viral strains in blood and semen of pre-treated HIV-infected men.
AIDS 2004 ; 18(3) : 447-57.

25. GHOSN J, PELLEGRIN I, GOUJARD C, DEVEAU C, VIARD JP, GALIMAND J, et al.
HIV-1 resistant strains acquired at the time of primary infection massively fuel the cellular reservoir and persist for lengthy periods of time.
AIDS 2006 ; 20 : 159-70.

26. GIRAULT V.
Gestion d'un traitement antirétroviral : avis d'experts.
Presse Med 2005 ; 34(Suppl 1) : 1S53-56.

27. GROUPE D'ENSEIGNANTS du module « santé et environnement – maladies transmissibles ». Infection à VIH : aspects virologiques [Consulté le 15/10/2006]. Disponible à partir de
URL :
http://www.microbes-edu.org/etudiant/vih.html

28. GOUJARD C, BONAREK M, MEYER L, BONNET F, CHAIX ML, DEVEAU C, et al.
CD4 cell count and HIV DNA level are independant predictors of disease progression after primary HIV type 1 infection in untreated patients.
Clin Infect Dis 2006; 42: 709-15.

29. GUERRERO A, CANIZARES A, TOMAS S, VALASCO D, CARTELLE M.
Prevalence of antiretroviral drug resistance among previously untreated spanish patients infected with HIV.
Enferm Infect Microbiol Clin 2005; 23(10): 605-8.

30. JAYARAMAN GC, ARCHIBALD CP, KIM J, REKART ML, SINGH AE, HARMEN S, et al.
A population based approach to determine the prevalence of transmitted drug-resistance HIV among recent versus established HIV infections : results from the canadian HIV strain and drug resistance surveillance program.
JAIDS 2006; 42(1): 86-90.

31. JOHNSON VA, BRUN-VEZINET F, CLOTET B, KURITZKES DR, PILLAY D, SCHAPIRO JM, et al.
Update of the drug resistance mutations in HIV-1: fall 2006.
Topics in HIV medicine 2006; 14(3): 125-30

32. JORGENSEN LB, GERSTOFT J, MATHIASEN L, PEDERSEN C, NIELSEN H, LAURSEN A, et al.
Low prevalence of transmitted drug resistance in newly diagnosed HIV-1 patients in Denmark from 2000-2004.
IVth European HIV Drug Resistance Workshop; Monaco 2006.
Epidemiology of resistance. Abstract 22.

33. KÜCHERER C, POGGENSEE G, KOM J, WERNING J, SOMOGYI S, HAMOUDA O, et al.
High level of resistant HIV-1 in newly diagnosed patients both with documented seroconversion and with unknown date of infection.
IVth European HIV Drug Resistance Workshop; Monaco 2006.
Epidemiology of resistance. Abstract 10.

34. LEWDEN C.
Causes of death among HIV-infected adults in the era of potent antiretroviral therapy: emerging role of hepatitis and cancers, persistant role of AIDS.
Int J Epidemiol 2005; 34: 121-30.

35. LEWDEN C.
Responders to antirétroviral treatment over 500CD4/mm³ reach same mortality rates as general population: APROCO and Aquitaine cohorts, France.
Xth EACS Conferences; Dublin 2005. Abstract PE18.4/8.

36. LOT F.
Epidémiologie : situation actuelle et tendances.
In :
VIH. 6ème éd.
GIRARD PM, KATLAMA CH, PIALOUX G.
Paris: Doin; 2004.

37. LOUSSERT-AJAKA I.
Variability of human immunodeficiency virus type 1 group O strains isolated from Cameroonian patients living in France.
J Virol 1995; 69(9): 5640-49.

38. MAGIORKINIS E, PARASKEVIS D, MAGIORKINIS G, CHRYSSOU S, CHINI M, LAZANAS M, et al.
Mutations associated with genotypic resistance to antiretroviral therapy in treatment naïve HIV-1 infected patients in Greece.
Virus Res 2002; 85: 109-15.

39. MARCELIN AG.
Epidémiologie des VIH résistants.
Transcriptases 2005; 123: 5-7.

40. MARCELIN AG, CALVEZ V.
Résistance aux antirétroviraux.
La revue du praticien 2006; 56: 978-86.

41. MORAND-JOUBERT L, MEYNARD JL.
De la virologie à la clinique : Résistances et stratégies thérapeutiques.
Paris : Bash ; 2002.

42. NARCISO P, LAZZARIN A.
Genotypic resistance tests for the clinical management of patients with primary HIV infection.
Scand J infect dis suppl. 2003; 35 suppl 106: 66-70.

43. OETTE M, KAISER R, DAUMER M, AKBARI D, FATKENHEUER G, ROCKSTROH JK, et al.
Primary drug-resistance in HIV positive patients on initiation of first-line antiretroviral therapy in Germany;
Eur J Med Res 2004; 9(5): 273-8.

44. PARASKEVIS D, MAGIORKINIS E, KATSOULIDOU A, HATZITHEODOROU E, ANTONIADOU A, PAPADOPOULOS A, et al.
Prevalence of resistance-associated mutations in newly diagnosed HIV-1 patients in Greece.
Virus Res 2005 ; 112(1-2) : 115-22.

45. PARASKEVIS D, MAGIORKINIS E, MAGIORKINIS G, SYPSA V, HATZITHEODOROU E, CHINI M, et al.
Prevalence of resistance-associated mutations in newly diagnosed HIV-1 patients in Greece during 2002-2005.
IVth European HIV Drug Resistance Workshop ; Monaco 2006.
Epidemiology of resistance.Abstract 20.

46. PAVIE J, MOLINA JM.
Traitement de l'infection par le virus de l'immunodéficience humaine en 2005 chez l'adulte.
Presse Med 2005; 34 (suppl 10): 1S38-1S44.

47. PEREZ-ALVAREZ LL, CUEVAS M, DELGADO E, CONTRERAS G, THOMSON MM, VASQUEZ DE PARGA E, et al.
Prevalence of transmitted drug resistance and HIV-1 genetic forms in newly diagnosed individuals from Galicia and the Basque country, Spain.
IVth European HIV Drug Resistance Workshop; Monaco 2006.
Epidemiology of resistance. Abstract 24.

48. PERNO CF.
Low prevalence of primary mutations associated with drug resistance in antiviral-naive patients at therapy initiation.
AIDS 2002; 16: 619-24

49. PILLAY D.
The impact of transmitted drug resistance on the natural history of HIV infection and response to first-line therapy.
AIDS 2006; 20: 21-28.

50. ROSS LL, FLORANCE A, WINE B, CRAIG C, VAVRO C, McCLERNON D, et al.
Prevalence of HIV-1 drug resistance-associated mutations in a large cohort of antiretroviral therapy (ART) naive HIV-infected individuals in the United States from 2000-2004.
Antivir Ther 2006; 11 (Suppl 1): S120.

51. SMITH D, PESANO R, CACHAY E, AIEM H, LIE Y, RICHMAN D, et al.
Prevalence of HIV drug resistance among antiretroviral naive individuals of unknown infection duration.
Antivir Ther 2006; 11 (Suppl 1): S120.

52. TANG JW, PILLAY D.
Transmission of HIV-1 drug resistance.
J Clin Vir 2004 ; 30 : 1-10

53. TERZIAN H.
Les virus : de la structure aux pathologies.
Paris : Diderot éditeur art et sciences ; 1998.
(Pavages).

54. VIOLIN M, FORBICI F, COZZI-LEPRI A, VELLECA R, BERTOLI A, RIVA C, et al.
Primary HIV-1 resistance in recently and chronically infected individuals of the Italian Cohort Naïve for antiretrovirals;
J Biol Regul Homeost Agents 2002; 16: 37-43.

55. VERCAUTEREN J, VAN LAETHEM K, DEFORCHE K, BOGAERT M, CEUNEN H, DE WIT S, et al.
Prevalence of transmitted resistance in newly diagnosed HIV-infected individuals in Belgium prospectively collected from 2003 to 2005 is significantly higher than 5%.
IVth European HIV Drug Resistance Workshop; Monaco 2006.
Epidemiology of resistance. Abstract 16.

56. WAINBERG MA.
The impact of the M184V substitution on drug resistance and viral fitness.
Expert Rev Anti Infect Ther 2004; 2(1): 147-51.

57. WENSING AMJ, VAN DE VIJVER D, ANGARANO G, ASJO B, BALOTTA C, BOERI E, et al.
Prevalence of drug-resistant HIV-1 variants in untreated individuals in Europe: implications for clinical management.
J Infect Dis 2005; 192: 958-66.

58. WENSING AMJ, VERCAUTEREN J, VAN DE VIJVER D, ALBERT J, POGGENSEE G, SCHMIT JC, et al.
Transmission of drug-resistance in Europe is characterized by single mutation and revertants.
Antivir Ther 2006; 11 (Suppl 1): S120.

59. YENI P.
Prise en charge médicale des personnes infectées par le VIH :
Recommandations du groupe d'experts : Rapport 2006.
Paris: Flammarion Medecine-Sciences; 2006.

60. ZOUHAIR S.
Group O human immunodeficiency virus type 1 infection that escaped detection in two immuonassays.
J Clin Microbiol 2006; 44: 662-65.

126

ABREVIATIONS

3TC	Lamivudine
AES	Accident avec exposition à du sang
ABC	Abacavir
ADN	Acide désoxyribonucléique
ANRS	Agence nationale de recherches sur le Sida
APV	Amprénavir
ARN	Acide ribonucléique
ARV	Antirétroviral
ATV	Atazanavir
CD4	lymphocytes T CD4+
CDAG	Centre de dépistage anonyme et gratuit
CVP	Charge virale plasmatique
d4T	Stavudine
ddI	Didanosine
EDTA	Ethylène diamine tétra acétique
ELISA	Enzyme linked immuno-sorbent assay
EFV	Efavirenz
FPV	Fosamprénavir
FTC	Emtricitabine
IDV	Indinavir
IF	Inhibiteur de fusion
INNTI	Inhibiteur non nucléosidique de la transcriptase inverse
INTI	Inhibiteur nucléosidique de la transcriptase inverse
IP	Inhibiteur de protéase
IP/r	Inhibiteur de protéase potentialisé par le ritonavir
LEMP	Leuco-encéphalite multifocale progressive
LPV	Lopinavir
mL	millilitres
mm³	millimètres cube.
NFV	Nelfinavir
NVP	Névirapine
RT	transcriptase inverse
PI	Primo-infection
PTI	Purpura thrombopénique idiopathique
SIDA	syndrome d'immunodéficience acquise
SQV	Saquinavir
TAM	Thymidine analog mutation
TDF	Ténofovir
TPV	Tipranavir
VIH	Virus de l'immunodéficience humaine
AZT	Zidovudine

129

TABLE DES ILLUSTRATIONS

Tableaux

Figures

TABLE DES MATIERES

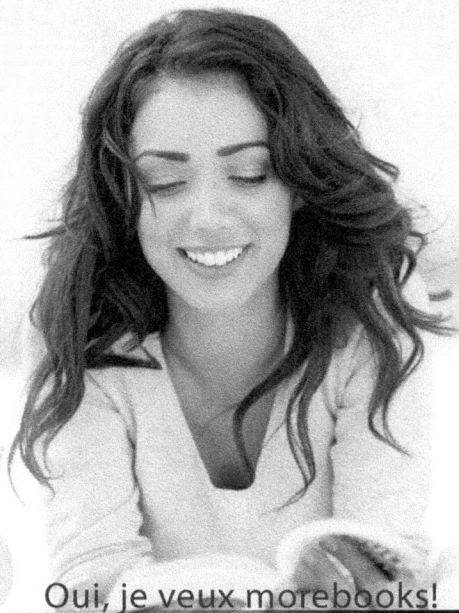